# 中西医结合肿瘤特色诊疗

主编 李 燕 王延磊 亢春彦 于连洋

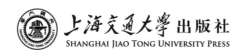

上海交通大學出版社
SHANGHAI JIAO TONG UNIVERSITY PRESS

**内容提要**

本书先对有关肿瘤的基础知识和理论进行了简要阐述，包括肿瘤绪论、肿瘤的常见症状和肿瘤的康复方法；后对肿瘤的介入治疗和肿瘤的中西医结合治疗等做了重点详细的介绍。本书适合各级医院临床医师参考使用，同时也适合医学院校中西医结合专业学生阅读。

**图书在版编目（CIP）数据**

中西医结合肿瘤特色诊疗 / 李燕等主编. --上海 ：
上海交通大学出版社，2023.10
　　ISBN 978-7-313-29180-6

　　Ⅰ．①中… Ⅱ．①李… Ⅲ．①肿瘤－中西医结合－诊
疗 Ⅳ．①R73

　　中国国家版本馆CIP数据核字（2023）第144772号

**中西医结合肿瘤特色诊疗**
ZHONGXIYI JIEHE ZHONGLIU TESE ZHENLIAO

主　　编：李　燕　王延磊　亢春彦　于连洋

| | |
|---|---|
| 出版发行：上海交通大学出版社 | 地　　址：上海市番禺路951号 |
| 邮政编码：200030 | 电　　话：021-64071208 |
| 印　　制：广东虎彩云印刷有限公司 | |
| 开　　本：710mm×1000mm 1/16 | 经　　销：全国新华书店 |
| 字　　数：213千字 | 印　　张：12.25 |
| 版　　次：2023年10月第1版 | 插　　页：2 |
| 书　　号：ISBN 978-7-313-29180-6 | 印　　次：2023年10月第1次印刷 |
| 定　　价：198.00元 | |

# 编委会

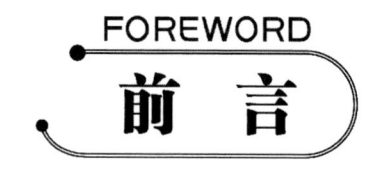

FOREWORD

# 前 言

　　中西医结合医学是将传统的中医中药学知识和方法与西医西药学知识和方法结合起来的一门新型学科,在提高临床疗效的基础上,阐明机制进而获得新的医学认识。西医、中医、中西医结合是3个独立的医学科学理论体系,西医和中医虽然研究对象相同,均为人的生命与健康问题,然其认识方法和研究方法却迥然不同,而中西医结合医学正是在研究和发展中、西医优势互补的基础上应运而生的,并随着时间的推移得以长足发展,以至在当代医学科学领域中独树一帜。

　　肿瘤是严重威胁人类生命健康的疾病之一,肿瘤的治疗已成为世界医药领域中的重要研究课题。迄今为止,放、化疗仍是临床治疗肿瘤的主要手段,并在此基础上逐渐涌现出更多的治疗方法,如介入治疗、分子靶向治疗等。近年来,由于中医中药能够有效控制肿瘤患者的临床症状和对放、化疗减毒增效,中西医结合治疗肿瘤越来越受到人们的重视,提高患者的生活质量已成为临床治疗肿瘤的关键所在。为了帮助广大肿瘤科医师更好地将中西医结合治疗方法运用到临床肿瘤治疗中,我们特别组织了一批具有丰富临床工作经验的医师,共同编写了《中西医结合肿瘤特色诊疗》一书。

　　本书先对有关肿瘤的基础知识和理论进行了简要阐述,包括肿瘤绪论、肿瘤的常见症状和肿瘤的康复方法;后对肿瘤的介入治疗和肿瘤的中西医结合治疗等做了重点详细的介绍。本书着眼于临床,理论密切联系实际，强调实用，不尚空论；继承与发扬相结合，融古通今，充分发扬中医特色和优势，以中为主，衷中汇西，力求中西医学的有机结合为选择疾病的最佳内科治疗方案提供参考和依据，适合各级医院临床医师参考使用，同时也适合医学院校中西医结合专业学生阅读。

由于编写时间及水平有限，书中难免存在不足与疏漏之处，恳请广大读者提出宝贵意见和建议，使之日臻完善。

《中西医结合肿瘤特色诊疗》编委会
2022 年 10 月

# CONTENTS
## 目 录

# 第一章

# 肿瘤绪论

## 第一节　肿瘤的一般形态学特征

### 一、肿瘤的大体形态

除白血病外，绝大多数实体瘤都以形成肿块为特点。肿瘤的形状、大小和数目、颜色、结构和质地、包膜和蒂等形态特点多种多样，但也有规律可循，并在一定程度上可反映肿瘤的良、恶性。

#### （一）形状

实体瘤可呈圆球形、椭圆形、扁球形、长梭形、结节状、哑铃状、葫芦状、分叶状、息肉状、蕈伞状、乳头状、斑块状或溃疡状。膨胀性生长的肿瘤边缘整齐或有包膜。浸润性生长的肿瘤边缘不规则，伸入周围正常组织，呈犬牙交错状、蟹足状或放射状。

#### （二）大小和数目

肿瘤大小不一。原位癌、微小癌或隐匿癌的体积小，直径＜1 cm。心脏间皮瘤可能是人类最小的肿瘤，仅数毫米。位于体表或重要脏器（如脑和脊髓）的肿瘤及高度恶性肿瘤通常体积较小。良性或低度恶性肿瘤生长在非要害部位时体积巨大，如卵巢囊腺瘤、脂肪肉瘤，直径可＞50 cm，重量＞1 000 g。

肿瘤常为单个，有时可多发。常见的多发性肿瘤有家族性大肠腺瘤病、神经纤维瘤病、子宫平滑肌瘤、骨软骨瘤和骨髓瘤等。复发的肿瘤可在局部形成数个病灶，转移性肿瘤也可形成多个转移灶，但非多发。

## （三）颜色

肿瘤的颜色常与其相应正常组织的颜色相似。多数肿瘤的颜色呈白色或灰白色，如纤维肉瘤、神经纤维肉瘤、乳腺癌等；脂肪瘤、神经鞘瘤呈黄色；血管瘤、内分泌肿瘤呈红色或红褐色；恶性黑色素瘤呈灰黑色或黑色。此外，软骨性肿瘤多呈浅蓝灰色，粒细胞肉瘤在新鲜标本上可呈淡绿色。

## （四）结构和质地

实体瘤由实质和间质组成。肿瘤实质是肿瘤的主要成分。肿瘤的结构和质地取决于肿瘤实质和间质的成分和数量。

海绵状血管瘤、囊性畸胎瘤、囊腺瘤和囊腺癌的结构呈囊状。叶状囊肉瘤、管内乳头状瘤呈裂隙状。平滑肌瘤、纤维瘤病呈漩涡状。高度恶性的肉瘤如淋巴瘤或未分化肉瘤的切面均匀一致。

癌的质地一般硬而脆，但实质细胞多的癌如乳腺髓样癌的质地则较软。各种腺瘤、脂肪瘤、血管瘤的质地较柔软。纤维瘤病、平滑肌瘤的质地常较坚韧。钙化上皮瘤、骨瘤和软骨瘤的质地坚硬。高度恶性肉瘤的质地则软而嫩，似鱼肉状。

## （五）包膜

包膜一般是良性肿瘤（脂肪瘤、神经鞘瘤、各种腺瘤和囊腺瘤）的特征，但良性肿瘤未必都有包膜，如乳头状瘤、平滑肌瘤、血管瘤、内生性软骨瘤等。凡有包膜的肿瘤，如肿瘤侵犯并穿透包膜，往往意味着是恶性肿瘤。如甲状腺滤泡状肿瘤包膜完整时为滤泡状腺瘤，瘤细胞穿破包膜则为滤泡状癌。恶性肿瘤通常无包膜。或仅有不完整的包膜或假包膜。所谓假包膜是指大体上似有包膜，但镜下为增生的纤维组织，在这种"包膜"上或"包膜"外已有瘤细胞浸润。有些恶性肿瘤初起时可有包膜（如小肝癌），后期包膜被突破，瘤细胞浸润至包膜外。

## （六）蒂

发生于真皮、皮下、黏膜下或浆膜下等部位的肿瘤有时有细长或粗短的蒂，如软纤维瘤、乳头状瘤、胃肠道息肉状腺瘤、骨软骨瘤等。带蒂的肿瘤大多为良性，恶性肿瘤很少有蒂。食管癌肉瘤可有蒂，位于肝表面的肝癌偶尔也可有蒂。

## 二、肿瘤的组织结构

良性肿瘤的组织结构与其相应的组织近似，恶性肿瘤的组织结构则与其相应的组织偏离较远。无论良性还是恶性肿瘤，上皮性或间叶性肿瘤均由实质和间质两部分组成。

（一）实质

实质是肿瘤的主质，由肿瘤细胞组成。肿瘤细胞的排列方式与其分化程度及异型程度有密切关系。由上皮细胞组成的肿瘤可出现下列结构形式：腺管状、腺泡状、乳头状、栅状、小梁状、巢状、筛状、圆柱状和囊状等。由结缔组织、肌肉组织及神经组织等成分组成的肿瘤可出现下列排列方式：漩涡状、编织状、轮辐状、栅状、裂隙状、菊形团、假菊形团、洋葱皮样、花冠状和波纹状等。由淋巴造血组织组成的肿瘤多呈弥漫性排列。上皮性肿瘤通常有一层基膜将瘤细胞与间质分开，但这层基膜常不完整，尤其在肿瘤浸润处。

（二）间质

肿瘤的间质由肿瘤细胞诱导产生，常介于瘤细胞和正常细胞之间，对肿瘤的生长起重要作用。肿瘤间质由结缔组织、血管和神经等构成。结缔组织含细胞、纤维及基质。肿瘤中的血管可为被侵犯组织的残留血管，也可为被肿瘤刺激诱发的新生血管。肿瘤中的神经多为原有的，偶尔有再生的神经纤维。

肿瘤间质中结缔组织的固有细胞是纤维细胞和成纤维细胞，此外还有未分化细胞和巨噬细胞等。未分化的间充质细胞多分布在血管周围，具有多向分化的潜能，可分化为(肌)成纤维细胞、脂肪细胞、软骨细胞、骨细胞、组织细胞和肥大细胞等。结缔组织的纤维成分包括胶原纤维、弹力纤维和网状纤维。结缔组织的基质由黏多糖和蛋白质等组成。肿瘤间质中还可有炎症细胞浸润，包括淋巴细胞、浆细胞、中性粒细胞和嗜酸性粒细胞等。结缔组织在肉瘤和分化差的癌中较少，在分化较好的肿瘤中较多。某些恶性肿瘤如乳腺硬癌、胆管癌、结缔组织增生性恶性肿瘤中含有丰富的胶原纤维，硬癌中还有较多弹性纤维。网状纤维则多存在于间叶来源的肿瘤中，而在上皮性肿瘤中网状纤维仅围绕在细胞巢周围。

肿瘤间质中血管可多可少。良性肿瘤血管一般较少。原位癌中无血管进入肿瘤组织，某些类型癌如乳腺硬癌和肺瘢痕癌中血管也很少。内分泌肿瘤、肝细胞癌、腺泡状软组织肉瘤、副神经瘤中常有丰富的血管或血窦。

**三、良性肿瘤与恶性肿瘤的区别**

根据肿瘤对人体危害程度不同，可分为良性肿瘤和恶性肿瘤。良性与恶性肿瘤的区别主要依据肿瘤的分化。此外，复发和转移也是重要依据，但这些区别均具有相对性。有时良性肿瘤与恶性肿瘤之间的界限并非截然可分，故要判断肿瘤的良、恶性绝非易事，需要长期工作的经验积累才能胜任。

**（一）良性肿瘤**

良性肿瘤通常生长缓慢，呈膨胀性扩展，边界清楚，常有包膜。肿瘤分化好，色泽和质地接近相应的正常组织，组织和细胞形态变异较小，核分裂象不易见到。肿瘤完整切除后几乎都能治愈，一般不复发，也不转移，预后良好。即使肿瘤未完全切除而复发时，也是以非破坏性方式生长。外科病理诊断实践中发现在极其罕见的情况下（<1/50 000 病例），形态学良性的肿瘤发生远处转移，如皮肤良性纤维组织细胞瘤、涎腺多形性腺瘤，依据目前常规组织学检查完全无法预测其生物学行为。位于重要解剖部位（如心脏和颅脑）或者分泌过多激素（如去甲肾上腺素）的良性肿瘤，可产生严重后果，甚至危及生命。

**（二）恶性肿瘤**

恶性肿瘤通常生长迅速，呈浸润性扩展，破坏周围组织，无包膜或仅有假包膜。肿瘤分化差，组织和细胞形态与相应的正常组织相差甚远，显示异型性，排列紊乱或极性丧失，细胞核不规则，深染或空淡，核仁显著，核分裂象增多，且可出现病理性核分裂象。肿瘤浸润广泛，手术切除后常复发，容易转移，危及生命。

**（三）交界性肿瘤**

生物学行为介于良性和恶性肿瘤之间的肿瘤称为交界性肿瘤或中间性肿瘤，也有学者将主观上难以区别良、恶性的肿瘤称为交界性肿瘤。属于交界性肿瘤的有卵巢交界性浆液性或黏液性囊腺瘤、膀胱尿路上皮乳头状瘤、甲状腺非典型滤泡状腺瘤、非典型纤维黄色瘤、非典型脂肪瘤、血管内皮瘤和侵袭性骨母细胞瘤等。

软组织肿瘤世界卫生组织（WHO）分类工作小组将介于良性和恶性之间的中间性肿瘤分为两类：局部侵袭性和罕有转移性。①局部侵袭性中间性肿瘤：常局部复发，伴有浸润性和局部破坏性生长方式，但无转移潜能。为了确保局部控制，需行广泛切除手术，切缘为正常组织。这类肿瘤如韧带样瘤型纤维瘤病、非典型脂肪瘤性肿瘤/分化良好脂肪肉瘤和 Kaposi 样血管内皮瘤等。②罕有转移性中间性肿瘤：常局部复发，此外，还偶可发生远处转移，通常转移到淋巴结和肺。这种转移的概率<2%，且依据组织形态学表现无可靠的预测标准。这类肿瘤如孤立性纤维瘤、婴儿性纤维肉瘤、丛状纤维组织细胞瘤和 Kaposi 肉瘤等。

仔细的形态学观察和随访研究对肿瘤的生物学行为有了更深入的了解。某些交界性肿瘤的诊断标准也随之发生一些改变。例如,间质浸润一直被视为上皮性恶性肿瘤的形态特征,但 WHO 最新分类将卵巢肿瘤中那些乳头"脱落"或"飘浮"在间质中的非破坏性浸润的浆液性肿瘤和颈管型黏液性肿瘤归为交界性肿瘤,只有那些破坏性间质浸润的肿瘤才诊断为浆液性癌和黏液性癌。又如,限于结直肠黏膜层内,形态学呈恶性特征的腺体(包括黏膜内浸润)现诊断为高级别上皮肉瘤变,而不诊断为黏膜内癌,只有恶性腺体突破黏膜肌层侵犯到黏膜下层才能明确诊断为结直肠癌。

## 第二节　肿瘤的定义、命名与分类

### 一、肿瘤的定义

Willis 曾将肿瘤定义为,肿瘤是一个不正常的组织块,呈过度而不协调的生长,其诱发的刺激因素停止后,仍然继续过度的生长。给肿瘤一个简单的定义是比较困难的,现在趋向认为肿瘤是机体局部组织的细胞在各种内在和外界的致瘤因素长期作用下,逐渐发生的过度而不协调生长所形成的异常新生物;它是由正常细胞获得了新的生物学遗传特性转化而来,并伴有分化和调控的异常;当诱发的刺激因素消除后,仍继续与机体不相协调地过度生长。

### 二、肿瘤的命名

肿瘤的命名可分为普通命名法和特殊命名法两种。普通命名法是根据肿瘤的发生部位、组织来源及良恶性征象而命名。良性肿瘤的命名方式,一般由组织来源加瘤命名,如纤维瘤、脂肪瘤等。恶性肿瘤的命名方式,如果来自上皮组织称为癌,即此组织来源加癌,如鳞状细胞癌、腺癌等;如果来自间叶组织,即组织来源加肉瘤,如纤维肉瘤、平滑肌肉瘤等。特殊命名法无一定规律,有来自传统习惯或特殊情况的约定俗成。以人名命名,如 Ewing 瘤、Kaposi 肉瘤;以细胞形态命名,如燕麦细胞癌、印戒细胞癌等;以分泌激素或功能命名,如胰岛素瘤、胃泌素瘤等;含多种组织成分的肿瘤用复合性命名,如血管脂肪瘤、纤维腺瘤、骨软骨瘤等;以细胞嗜色特性命名,如嗜银细胞瘤、嗜铬细胞瘤等。

### 三、肿瘤的分类

目前仍以形态学为基础,综合肿瘤的组织来源和性质两方面来分类。

### (一)上皮组织来源的肿瘤

上皮组织可来自外胚层(如皮肤)、中胚层(如泌尿系统、生殖系统)及内胚层(如胃肠)。良性肿瘤有乳头状瘤、腺瘤等;恶性肿瘤有鳞状细胞癌、腺癌等。

### (二)间叶组织来源的肿瘤

间叶组织包括纤维组织、脂肪组织、脉管组织、肌细胞、骨及软组织等。良性肿瘤有纤维瘤、脂肪瘤、软骨瘤、骨瘤等;恶性肿瘤称为肉瘤,如纤维肉瘤、脂肪肉瘤、横纹肌肉瘤等。

### (三)淋巴造血组织来源的肿瘤

淋巴造血组织来源于中胚层,由它发生的肿瘤包括淋巴组织肿瘤、骨髓原始造血组织肿瘤等,多为恶性肿瘤,如非霍奇金淋巴瘤、多发性骨髓瘤等。

### (四)神经组织来源的肿瘤

神经组织来源于神经外胚叶,包括神经纤维、神经鞘膜、神经节、神经母细胞及神经胶质细胞等,常见的肿瘤有神经胶质瘤、神经纤维瘤等。

### (五)胚胎残余组织来源的肿瘤

胚胎残余组织可见于很多脏器及组织,如肺母细胞瘤、肝母细胞瘤、肾母细胞瘤、脊索瘤等。

### (六)组织来源尚未完全肯定的肿瘤

如腺泡状软组织肉瘤、颗粒细胞肌母细胞瘤、上皮样肉瘤、透明细胞肉瘤等。

肿瘤是机体与环境致瘤因素以协同或序贯的方式,使一些组织的细胞在基因水平上失去对其生长的正常调控,呈现过度而不协调的克隆性增殖所形成的新生物。肿瘤的发生是一个长期的、多阶段的、多基因改变累积的过程,具有多基因控制和多因素调节的复杂性。因此,加强肿瘤生物学基础的研究,对进一步认识肿瘤的本质、发展以及推动肿瘤的防治均有重要的理论意义和实践价值。

# 第三节　恶性肿瘤的病理分级和分期

## 一、恶性肿瘤的病理分级

根据恶性肿瘤的病理形态对肿瘤进行分级,可表明肿瘤的恶性程度,为临床治疗和预后判断提供依据。病理分级依据肿瘤细胞分化程度、异型性、核分裂象、肿瘤的类型等来判断。由于肿瘤形态的复杂性,目前尚无统一的方法进行病理分级。国际上普遍采用的是3级分级法,有些肿瘤采用4级、2级或不做进一步分级。有时也将良性肿瘤与恶性肿瘤放在一起进行分级。

Broders(1922)将鳞状细胞癌分成4级,代表由低到高逐步递增的恶性程度。①Ⅰ级:未分化间变细胞在25%以下。②Ⅱ级:未分化间变细胞在25%～50%。③Ⅲ级:未分化间变细胞在50%～75%。④Ⅳ级:未分化间变细胞在75%以上。

这种分级法曾被广泛应用于其他肿瘤,由于4级法较烦琐,现已普遍采用3级法。以皮肤鳞状细胞癌为例。①Ⅰ级:癌细胞排列仍显示皮肤各层细胞的相似形态,可见到基底细胞、棘细胞和角化细胞,并有细胞间桥和角化珠。②Ⅱ级:细胞分化较差,各层细胞区别不明显,仍可见到角化不良细胞。③Ⅲ级:无棘细胞,无细胞间桥,无角化珠,少数细胞略具鳞状细胞的形态。

三级法既可用"Ⅰ""Ⅱ""Ⅲ"级表示,也可用"高分化""中分化"和"低分化"表示。各种腺癌也可根据其腺管结构和细胞形态分为3级。Ⅰ级的瘤细胞相似于正常腺上皮,异型性小,且有明显腺管形成;Ⅱ级的瘤细胞异型性中等,有少量腺管形成;Ⅲ级的瘤细胞异型性大,且无明显腺管形成,呈巢状或条索状生长。膀胱尿路上皮癌既可分为4级,也可分为3级。现不再使用分级法而改为浸润性和非浸润性尿路上皮癌,后者再分为尿路上皮原位癌,低级别和高级别非浸润性乳头状尿路上皮癌和低度恶性潜能非浸润性乳头状肿瘤。

神经胶质瘤(星形细胞瘤、少突胶质瘤、室管膜瘤)分为4级,Ⅰ级为良性,Ⅱ、Ⅲ、Ⅳ级分别为低度、中度和高度恶性。实性畸胎瘤也分为4级。①0级:全部组织分化成熟。②Ⅰ级:有小灶性的胚胎性或未成熟组织。③Ⅱ级:中等量胚胎性或未成熟组织,可见到核分裂象。④Ⅲ级:大量胚胎性或未成熟组织,核分裂象多。

美国国立癌症研究所根据软组织肉瘤的类型再将其恶性程度分为3级。①Ⅰ级:分化好的脂肪肉瘤、黏液脂肪肉瘤、隆凸性皮肤纤维肉瘤。②Ⅰ～Ⅱ级:平滑肌肉瘤、软骨肉瘤、恶性周围神经鞘膜瘤、血管外皮瘤。③Ⅱ～Ⅲ级:圆形细胞脂肪肉瘤、恶性纤维组织细胞瘤、透明细胞肉瘤、血管肉瘤、上皮样肉瘤、恶性颗粒细胞瘤、纤维肉瘤。④Ⅲ级:Ewing肉瘤、横纹肌肉瘤、骨肉瘤、腺泡状软组织肉瘤、滑膜肉瘤。上述软组织肉瘤中Ⅱ级无或仅有少量坏死(<15%),Ⅲ级有中度或显著坏死(>15%)。

由于不同肿瘤分级的标准不完全相同,不同的病理医师在分级时都会带有主观性,故有时重复性差。肿瘤具有异质性,即使同一类型肿瘤,甚至同一肿瘤不同的区域,其分化程度和核分裂数不同,在分级时可受取样误差的影响,由于预后与肿瘤分化最差的区域相关,所以在分级时,必须有足够的肿瘤组织,以保证存在分化最差的区域,作出正确分级。有时,组织学表现与生物学行为之间存在不一致性。例如,前列腺癌的 Gleason 分级系统根据低倍镜下的腺体结构而分为 5 级,这一分级系统更能反映肿瘤的生物学行为;乳腺浸润性导管癌依据核的异型程度、腺管形成多少和核分裂象 3 个指标分级对预后的判断更为可靠。

**二、恶性肿瘤的病理分期**

国际抗癌联盟建立了一套国际上能普遍接受的分期标准,即 TNM 系统。该系统的目的:①帮助临床医师制订治疗计划。②在一定程度上提供预后指标。③协助评价治疗结果。④在肿瘤学家之间易于交流信息。分期系统必须对所有不同部位的肿瘤都适用,且在手术后取得病理报告可予以补充。为此,针对每个部位均设立两种分期方法:临床分期(治疗前临床分期),又称为 TNM(或 cTNM)分期;病理分期(手术后病理分期),又称为 pTNM 分期。

pTNM 分期是在治疗前获得的证据再加上手术和病理学检查获得新的证据予以补充和更正而成的分期。pT 能更准确地确定原发性肿瘤的范围、浸润深度和局部播散情况;pN 能更准确地确定切除的淋巴结有无转移,以及淋巴结转移的数目和范围;pM 可在显微镜下确定有无远处转移。病理分期和临床分期对恶性肿瘤预后判断常比肿瘤的组织学分型和分级更有价值。

全身各个部位病理分期总的定义如下。

pT——原发性肿瘤。

$pT_x$:组织学上无法评价原发性肿瘤。

$pT_0$:组织学上无原发性肿瘤的依据。

$pT_{is}$:原位癌。

$pT_1$、$pT_2$、$pT_3$、$pT_4$:组织学上原发性肿瘤体积增大和/或局部范围扩大。

pN——区域淋巴结。

$pN_x$:组织学上无法评价区域淋巴结。

$pN_0$:组织学上无区域淋巴结转移。

$pN_1$、$pN_2$、$pN_3$:组织学上区淋巴结累及增多。

注:原发性肿瘤直接侵犯到淋巴结,归入淋巴结转移;淋巴引流区域的结缔

组织中肿瘤结节直径＞3 mm而无残留淋巴结的组织学证据时,归入 pN 作为区域淋巴结转移;肿瘤结节≤3 mm 则归入 pT,即为不延续的浸润。

当肿瘤转移的大小作为 pN 分级中的一个标准,如在乳腺癌中,应测量转移灶的大小,而不是整个淋巴结的大小。

pM——远处转移。

$pM_x$:镜下无法评价远处转移。

$pM_0$:镜下无远处转移。

$pM_1$:镜下有远处转移。

(在许多部位应记录有关原发性肿瘤组织学分级的信息)

G——组织学分级。

$G_x$:无法评价分化程度。

$G_1$:分化好。

$G_2$:中度分化。

$G_3$:分化差。

$G_4$:未分化。

注:$G_3$ 和 $G_4$ 有时可放在一起为 $G_{3\sim4}$,分化差或未分化。

# 第二章

# 肿瘤的常见症状

## 第一节 癌性疼痛

癌性疼痛是指由癌症、癌症相关性病变及抗癌治疗所引起的疼痛,常为慢性疼痛,是癌症患者最恐惧的症状之一。70%的晚期癌症患者以疼痛为主要症状。50%的患者有中等乃至剧烈的疼痛,30%的患者有剧烈乃至难以忍受的疼痛。癌性疼痛使患者遭受漫长的精神及肉体折磨,而致精神紧张、疲惫、沮丧,甚至产生抑郁。2001年亚太地区癌痛论坛上提出"消除癌痛是患者的基本权利"。WHO将癌痛控制列为癌症综合防治的4个重点之一。因此,临床工作者应高度重视、积极控制癌痛,提高患者的生存质量。

### 一、西医病因

癌痛形成原因:癌性疼痛包括由肿瘤直接引起的疼痛;肿瘤侵犯或压迫神经根、神经干、神经丛或神经,侵犯脑和脊髓,侵犯骨膜或骨骼,侵犯实质性脏器及空腔脏器,侵犯或堵塞脉管系统等引起的疼痛;肿瘤引起局部坏死、溃疡、炎症等也可导致严重的疼痛;肿瘤治疗过程中所引起的疼痛也属于癌性疼痛。

### 二、分类

#### (一)按发病持续时间分类

分为急性疼痛和慢性疼痛。癌症疼痛大多数表现为慢性疼痛,慢性疼痛与急性疼痛的发生机制既有共性也有差异。慢性疼痛的发生,除伤害感受性疼痛的基本传导调制过程外,还可表现出不同于急性疼痛的神经病理性疼痛机制,如伤害感受器过度兴奋、受损神经异位电活动、痛觉传导中枢机制敏感性过度增强、离子通道和受体表达异常、中枢神经系统重构等。与急性疼痛相比较,慢性疼痛持续时间长,机制尚不清楚,疼痛程度与组织损伤程度可呈分离现象,可以伴有痛觉过敏和异常疼痛,常规止痛治疗往往疗效不佳。

**(二)按患者疼痛起因分类**

癌症患者中发现的疼痛分为 3 种。①癌症引起的疼痛:内脏疼痛、躯体疼痛、神经性疼痛、脊髓压迫综合征、臂丛神经浸润综合征、腰骶神经丛受侵综合征、髂腰肌综合征。②癌症治疗导致的疼痛:术后疼痛综合征、胸廓切开术疼痛综合征、乳房切开术疼痛综合征、化学治疗(简称化疗)引起的周围神经性疼痛、放射后疼痛综合征。③与癌症治疗没有直接关系的疼痛:患者本身所患的疾病、新近合并的疾病、癌症引起的继发性疼痛。

**(三)按病理生理学机制分类**

癌性疼痛的病理生理学机制主要有两种:伤害感受性和神经病理性。伤害感受性疼痛是由躯体和内脏结构遭受伤害并最终激活伤害感受器所引起的,进一步可分为躯体痛和内脏痛。其中躯体痛主要由骨转移引起,常能精确定位,表现为刀割样、搏动性和压迫样疼痛;内脏痛常发生于胸腹部内脏器官受到挤压、侵犯或牵拉后,常比较弥散而难以定位,表现为闷痛、酸痛和痉挛性痛。神经病理性疼痛是由外周或中枢神经系统遭受伤害导致的,表现为灼痛、刀割样痛或电击样疼痛。

**三、全面评估**

并不是所有患者的疼痛都与其体征表现、影像学检查、血液检查结果相一致。疼痛的全面评估,亦包括对引起疼痛的原因进行分析,从而准确得到疼痛评估。疼痛的原因分析是指从体征和影像学检查中判断疼痛的原因。疼痛的评估是指对患者的自觉症状对生活的影响进行全面评估,为疼痛的规范化治疗提供有效的依据。对癌症患者进行疼痛筛查,在此基础上进行详尽的癌痛评估。癌痛评估在合理、有效进行止痛治疗的前提,应当遵循"常规、量化、全面、动态"的原则。

**(一)常规评估**

癌痛常规通过主诉、疼痛病史、疾病病史、体格检查及相关实验检查来评估。患者的主诉是判断患者是否疼痛及疼痛严重程度的主要依据;疼痛的病史包括疼痛的部位及范围、疼痛的性质、疼痛的程度、疼痛发作时间及频率、疼痛发作相关因素、疼痛对生活质量的影响及疼痛的治疗史;疾病病史包括了解患者的个人史及既往史,能够帮助了解患者的肿瘤发病和诊断治疗过程;通过体格检查及相关实验室检查了解肿瘤累计范围,判断肿瘤与疼痛的相关性。

**(二)量化评估**

癌痛量化评估是指采用疼痛程度评估量表等量化标准来评估患者疼痛主观感受程度,需要患者的密切配合。量化评估疼痛时,应当重点评估最近 24 小时内患者最严重和最轻的疼痛程度,以及平常的疼痛程度。量化评估应在患者入院后 8 小时内完成。癌痛的量化评估,通常使用数字分级法、面部表情评估量表法及主诉疼痛程度分级法 3 种方法。

**1.数字分级法**

将疼痛程度用 0~10 个数字依次表示,0 表示无疼痛,10 表示能够想象的最剧烈疼痛,数字越大疼痛的强度越大。按照疼痛对应的数字,将疼痛程度分为轻度疼痛(1~3)、中度疼痛(4~6)、重度疼痛(7~10)。

**2.面部表情疼痛评分量表法**

由医护人员根据患者疼痛时的面部表情状态进行疼痛评估,这种评估方法简单、直观、形象,容易掌握,适用于自己表达困难的患者,如儿童、老年人、存在语言文化差异或其他交流障碍的患者。其中,1~3 分为轻度疼痛(睡眠不受影响);4~6 分为中度疼痛(睡眠受影响);7~10 分为重度疼痛(睡眠严重影响)。

**3.主诉疼痛程度分级法**

主要是根据患者对疼痛的主诉,将疼痛程度分为轻度、中度、重度 3 类。①轻度疼痛:有疼痛,但可忍受,生活正常,睡眠未受到干扰。②中度疼痛:疼痛明显,不能忍受,要求服用镇痛药物,睡眠受到干扰。③重度疼痛:疼痛剧烈,不能忍受,需用镇痛药物,睡眠受到严重干扰,可伴有自主神经功能紊乱或被动体位。

**(三)缓解效果评价**

根据患者主诉疼痛程度的分级,疼痛缓解效果分为 3 种。①显效:疼痛减轻 2 度以上;②中效:疼痛减轻 1 度;③微效:疼痛稍有缓解但不到 1 度。

**四、西医治疗**

**(一)病因治疗**

针对引起癌痛的病因进行治疗。癌痛的主要病因是癌症本身,其次考虑与抗肿瘤药物有关,手术、放射治疗(简称放疗)、化疗、分子靶向治疗等均可导致疼痛。除外肿瘤相关因素,再考虑非肿瘤因素引起的,如带状疱疹、骨关节疼痛、骨质疏松等。

在治疗癌痛的方法中,最基本是药物治疗。药物治疗的特点是疗效好、显效快、作用肯定、安全。目前普遍用药标准是世界卫生组织(WHO)发布《癌痛三阶梯镇痛治疗原则》,建议在全球范围内推行癌症三阶梯止痛治疗方案。大多数疼痛是可以通过这种简单的方法可以达到止痛目的。要对癌痛的性质和原因做出正确的评估后,根据患者疼痛的程度和原因适当的选择相应的镇静剂。根据WHO癌痛三阶梯止痛治疗方法,癌痛药物止痛治疗的五项基本原则如下。

1.口服给药

应尽量首选无创、简便、安全的给药途径一口服给药。对于吞咽困难或存在口服吸收障碍的患者可选用透皮贴剂镇痛,也可以持续静脉或皮下输注镇痛药,但这种给药途径存在呼吸抑制等严重并发症的风险,需要在有经验的疼痛科医师指导下使用。

2.按阶梯用药

根据患者疼痛程度,由逐渐弱到强,有针对性地选用不同性质、不同作用强度的镇痛药物。

(1)第一阶梯药物:适用于轻中度疼痛。可选用非甾体抗炎药或对乙酰氨基酚。

(2)第二阶梯药物:适用于中度疼痛。可选用弱阿片类药物或低剂量的强阿片类药物,并可联合应用非甾体抗炎药及辅助镇痛药物(镇静剂、抗惊厥类药物和抗抑郁类药物等)。

(3)第三阶梯药物:适用于重度疼痛。首选强阿片类药,并可合用非甾体抗炎药及辅助镇痛药物(镇静剂、抗惊厥类药物和抗抑郁类药物等)。在使用阿片类药物治疗的同时,适当地联合应用非甾体抗炎药,可以增强阿片类药物的止痛效果,并可减少阿片类药物用量。如果能达到良好的镇痛效果,且无严重的不良反应,轻度和中度疼痛时也可考虑使用强阿片类药物。如果患者诊断为神经病理性疼痛,应首选三环类抗抑郁药物或抗惊厥类药物等。如果是癌症骨转移引起的疼痛,应该联合使用双膦酸盐类药物,抑制溶骨活动。

3.按时用药

按规定时间间隔规律性给予止痛药。按时给药有助于维持稳定、有效的血药浓度。目前,缓释药物的使用日益广泛,建议以速释阿片类药物进行剂量滴定,以缓释阿片药物作为基础用药的止痛方法。出现爆发痛时,可给予速释阿片类药物对症处理。

**4.个体化给药**

按照不同患者病情和癌痛缓解药物剂量,制订个体化用药方案。由于患者个体差异明显,在使用阿片类药物时,并无标准的用药剂量,应当根据患者的病情,使用足够剂量的药物,尽可能使疼痛得到缓解。同时,还应鉴别是否有神经病理性疼痛的性质,考虑联合用药的可能。

**5.注意具体细节**

对使用止痛药的患者要加强监护,密切观察其疼痛缓解程度和机体反应情况,注意药物联合应用时的相互作用,并且及时采取必要措施尽可能地减少药物的不良反应,以提高患者的生活质量。

**(二)药物治疗**

药物选择与使用方法应当根据癌症患者疼痛的性质、程度、正在接受的治疗和伴随疾病等情况,合理地选择止痛药物和辅助镇痛药物,个体化调整用药剂量、给药频率,积极防治不良反应,以期获得最佳止痛效果,且减少不良反应。

**1.非甾体抗炎药**

非甾体抗炎药是癌痛治疗的基本用药,具有抗炎解热镇痛作用,常用于缓解轻度疼痛或与阿片类药物联合作用缓解中重度疼痛。常用于癌症治疗的非甾体抗炎药包括布洛芬、对乙酰氨基酚、吲哚美辛、塞来昔布等。

非甾体抗炎药常见的不良反应包括消化性溃疡、消化道出血、血小板功能障碍、肾功能损伤、肝功能损伤及心脏毒性等。这些不良反应的发生与用药剂量和持续时间使用相关。使用非甾体抗炎药,用药剂量达到一定水平以上时,再增加用药剂量并不能增强其止痛效果,可是药物毒性反应将明显增加。

因此,如果需要长期使用非甾体抗炎药或对乙酰氨基酚,或日用剂量已达到限制性用量时,应考虑更换为单用阿片类止痛药;如为联合用药,则只增加阿片类止痛药用药剂量,不得增加非甾体抗炎药和对乙酰氨基酚剂量。

**2.阿片类药物**

阿片类药物是癌痛治疗必不可少的基本药物,对于慢性癌痛治疗,推荐选择阿片受体激动剂类药物。长期使用阿片类止痛药时,首选口服给药途径,但有口腔炎、吞咽困难、胃肠梗阻、恶心、呕吐等原因均可导致口服给药不能进行,此时可改变给药途径,包括静脉给药、皮下给药、透皮吸收途径给药、直肠给药等,需要根据患者的具体情况进行选择给药。一般短效阿片用于滴定和爆发痛的治疗。滴定的目的是尽快镇痛并明确有效剂量。应按时给予阿片药物控制基础性疼痛,按需给药治疗爆发痛。控制爆发痛的药物应选择起效快、作用时间短的镇痛药,剂量为每天阿片剂量的 10%～20%;每天治疗爆发痛的剂量应计入次日阿片总量,再折算成分次给药的剂量,按时给予。我国常用的长效阿片类药物有吗啡缓释片、羟考酮缓释片和芬太尼透皮贴剂等。

在应用长效阿片类药物期间,应备用短效阿片类止痛药,用于爆发性疼痛。当患者因病情变化,长效止痛药物剂量不足时,或发生爆发性疼痛时,立即给予短效阿片类药物,用于解救治疗及剂量滴定。解救剂量为前 24 小时用药总量的10%～20%。每天短效阿片解救用药次数≥3 次时,应当考虑将前 24 小时解救用药换算成长效阿片类药按时给药。如需减少或停用阿片类药物,应该采用逐渐减量法,一般情况下阿片剂量可按照每天 10%～25% 剂量减少,直到每天剂量相当于 30 mg 口服吗啡的药量,再继续服用两天后即可停药。

阿片类药物的常见不良反应,包括便秘、恶心、呕吐、嗜睡、瘙痒、头晕、尿潴留、谵妄、认知障碍及呼吸抑制等。除了便秘之外,这些不良反应大多是暂时性的或可以耐受的。应把预防和处理阿片类止痛药不良反应作为止痛治疗计划和患者宣教的重要组成部分。恶心、呕吐、嗜睡和头晕等不良反应,大多出现在未曾使用过阿片类药物患者用药的最初几天。初用阿片类药物的数天内,可考虑同时给予甲氧氯普胺(胃复安)等止吐药预防恶心、呕吐,必要时可采用 5-HT$_3$ 受体拮抗剂类药物和抗抑郁药物。便秘症状,通常会持续发生于阿片类药物止痛治疗全过程,多数患者需要使用缓泻剂来防治便秘,因此,在应用阿片类药物止痛时宜常规合并应用缓泻剂。如果出现过度镇静、精神异常等不良反应,应当注意其他因素的影响,包括肝肾功能不全、高血钙症、代谢异常及合用精神类药物等;同时,需要减少阿片类药物用药剂量,甚至停用和更换止痛药。

3.辅助镇痛用药

辅助镇痛药物是指原本用于治疗某种疾病,之后发现兼具镇痛作用的一组药物。近年来在癌痛治疗领域,辅助药物与阿片类药物联合,能够协同镇痛、减少阿片类药物用量、减轻不良反应,改善终末期癌症患者的其他症状。包括抗惊厥类药物、抗抑郁类药物、皮质激素、N-甲基-D-天冬氨酸受体拮抗剂、局部麻醉药及肌肉松弛剂等。

(1)抗惊厥类药物:主要用于神经损伤所致的撕裂痛、放电样疼痛及烧灼性的癌性神经痛。常用的抗惊厥药物有苯妥英钠、加巴喷丁、卡马西平、奥卡西平等。

（2）抗抑郁药：主要用于各种难治性、顽固性的慢性疼痛，其中癌性疼痛是主要的适应证，尤其对肿瘤导致的神经病理性疼痛更为有效。用于中枢性或外周神经损伤所致的麻木样痛、灼痛，该类药物也可以改善心情、改善睡眠。应用抗抑郁药还要注意它的不良反应。

### （三）其他治疗方法

主要有介入治疗、放疗（姑息性止痛放疗）、针灸、经皮穴位电刺激等物理治疗、认知-行为训练及社会心理支持治疗等。适当地应用非药物疗法，可以作为药物止痛治疗的有益补充；而与止痛药物治疗联用，可能增加止痛治疗的效果。介入治疗是指神经阻滞、神经松解术、经皮椎体成形术、神经损毁性手术、神经刺激疗法及射频消融术等干预性治疗措施。硬膜外、椎管内或神经丛阻滞等途径给药，可通过单神经阻滞而有效控制癌痛，有利于减轻阿片类药物的胃肠道反应，降低阿片类药物的使用剂量。

介入治疗前，应当综合评估患者的体能状况、预期生存时间、是否存在抗肿瘤治疗指征、介入治疗适应证、潜在获益和风险等。放疗（姑息性止痛放疗）常常用于控制骨转移或者肿瘤压迫引起的癌痛。

### 五、中医认识

由于历史条件的限制，古代医家对癌痛的本质不可能有清楚的认识，所以在历代中医文献中，没有系统和专门论述癌痛的著作，但是散见于中医学各种病证名称之中的有关癌痛的论述却是非常丰富的。癌性疼痛在古代医籍中早有精辟论述，《黄帝内经》有"大骨枯槁，大肉陷下，胸中气满，喘息不便，内痛引肩项"的描述，极似晚期肺癌的癌痛证候。《千金要方》云："食噎者，食无多少，唯胸中苦塞，常痛不得喘息。"这是对食管癌疼痛的描述。《济生方·噎膈》把食管癌疼痛形象地描述为"其为病也，令人胸膈，妨碍饮食，胸痛彻背"。又如《外科正宗》云："忧郁伤肝，思虑……致经络痞涩，聚结成核……日后肿如堆粟，或如复碗，色紫气秽，渐渐溃烂，深者如岩穴，高者若泛莲，疼痛连心。"其论述了乳癌疼痛的病因及临床表现。后世医家在此基础上分类更细致，论述更详尽。可见，中医在古代对癌性疼痛就早有认识，为后世研究癌性疼痛打下了良好的理论基础。

### （一）中医病因、病机

疼痛的病因病机可概括为"不通""不荣"两大方面，即虚、实两大症候群。

肿瘤早期、中期以实痛为主，晚期以虚实夹杂为主。多数医家认为，癌痛主要由寒凝、血瘀、气郁、痰浊、气虚、阴血失养、阳气亏虚所致。寒凝瘀血，气滞痰阻,瘀阻脉络而成不通则痛;气阴亏虚,或久病阴阳两虚,失于濡养脏腑,为不荣则痛。

在临床中,由于患者个体差异,病情病期不同,病机往往错综复杂,它们可同时存在,或相互影响,或相互转化,如有的气血亏虚兼有痰瘀互阻,有的气滞合并痰湿结聚,而大多数患者表现为虚实夹杂症,特别是中晚期癌痛患者。

**(二)中医治则**

针对寒凝瘀血,气滞痰阻,气阴亏虚,阴阳两虚的病机,临床上多以温阳散寒、化瘀通络止痛为治法,并兼以行气化痰、扶正补虚。

### 六、辨证论治

**(一)气滞证**

**1.证候表现**

多表现为胀痛,疼痛走窜不定,遇情志刺激时加重。伴有精神抑郁,易激动,脘腹满闷,嗳气,纳呆食少,喜长太息。舌淡,苔薄白,脉弦。

**2.病机分析**

癌痛日久,情志不舒,肝郁气滞。

**3.治法**

疏肝解郁,行气止痛。

**4.方药**

柴胡疏肝散加减。柴胡,青皮,香附,佛手,陈皮,川楝子,乌药,厚朴,枳实,木香,姜黄,薤白,炙甘草。水煎服,日一剂,分温两次服。

**5.分析加减**

方中柴胡功善疏肝解郁;青皮、枳实破气疏肝;香附理气疏肝而止痛,助柴胡以解肝经之郁滞;佛手理气疏肝和中;陈皮理气行滞;川楝子、乌药、木香行气止痛;厚朴、薤白、姜黄行气导滞;炙甘草养血柔肝,缓急止痛,调和诸药。诸药相合,共奏疏肝行气、活血止痛之功。若疼痛明显,加水红花子、川芎、乳香、没药,用以加大理气活血止疼功效;睡眠差加菖蒲、远志、丹参;纳食少加鸡内金、党参、焦三仙健脾消食;伴有气短乏力加生黄芪、太子参、炒白术健脾益气;口苦烦急加龙胆草、炒栀子清肝泻火;伴有腹水、水肿等加生黄芪、大腹皮、泽泻、茯苓、猪苓、冬瓜皮,用以加强利水消肿作用。

### (二)血瘀证

**1.证候表现**

疼痛较剧烈,甚则刺痛拒按,痛处固定,入夜尤甚。或可触及肿块,口苦咽干,烦急易怒,或见肌肤甲错。舌质暗红或有瘀斑,脉沉细涩。

**2.病机分析**

瘀血内阻胸中,气机郁滞,瘀久化热。

**3.治法**

活血化瘀,通络止痛。

**4.方药**

血府逐瘀汤加减。赤芍,桃仁,红花,当归,川芎,川牛膝,桔梗,柴胡,枳壳,延胡索,乳香,没药,王不留行籽,生甘草。水煎服,日一剂,分温两次服。。

**5.分析加减**

方中桃仁破血行滞而润燥,红花活血祛瘀以止痛;赤芍、川芎助桃仁、红花活血祛瘀;当归养血益阴,清热活血,与王不留行籽合用,可增强活血之功;川牛膝活血通经,祛瘀止痛,引血下行;桔梗宽胸行气,并能载药上行;柴胡疏肝解郁,升达清阳,与桔梗同用,尤善理气行滞,使气行则血行;延胡索活血行气止痛;乳香、没药相须为用,可增强活血止痛之功;甘草调和诸药。合而用之,使血活瘀化气行,则诸症可愈。若伴有气短乏力,加生黄芪、太子参;烦急口苦明显是为伴有肝火炽盛,加龙胆草、炒栀子;睡眠不实加炒枣仁、远志、莲子心;若癌症日久或放化疗后耗伤阴液,出现口干,舌淡暗少苔等症候,可加天花粉、生地黄、山萸肉养阴生津。

### (三)气血两虚证

**1.证候表现**

多表现为疼痛绵绵,以隐痛或钝痛为主,喜温喜按。伴有形体消瘦,神疲乏力,气短懒言,纳呆食少,便溏,头目眩晕。舌淡苔白,脉沉细。

**2.病机分析**

癌症日久,耗伤气血,气血亏虚。

**3.治法**

补益气血,温经止痛。

**4.方药**

十全大补丸加减。人参,炒白术,茯苓,当归,川芎,白芍,熟地黄,生黄芪,肉桂,木香,生甘草。水煎服,日一剂,分温两次服。

5.分析加减

方中人参、白术、茯苓、甘草四味即四君子汤,能益气补中,健脾养胃;方中人参、当归、熟地黄、白芍、川芎四味即四物汤,能养血滋阴,补肝益肾;黄芪大补肺气,与四君子同用,则补气之功更优,又用肉桂补元阳,暖脾胃;再加木香行气止痛,使补而不滞。诸药合用,共奏温补气血之功。若气短乏力明显,加大人参、生黄芪用量;面色无华,失眠等血虚证明显加龙眼肉、阿胶、远志、炒枣仁、大枣养血安神;若伴有阴虚火旺表现为口干舌燥、潮热盗汗、烦躁易怒加元参、天花粉、麦冬、五味子、龙胆草、知母养阴生津;纳呆食少加鸡内金、焦三仙、山药;出现乏力水肿加车前子、猪苓、冬瓜皮,生黄芪加量到 30 g;出现腹水、腹胀加大腹皮、猪苓、泽泻。

### (四)毒热蕴结证

1.证候表现

疼痛较为剧烈,呈热痛,得冷稍减轻。可见局部红肿,口臭,大便秘结,尿短赤。或见发热。舌质红苔薄黄,脉数。

2.病机分析

癌症日久,邪气内侵脏腑,外窜肌表,气血两燔。

3.治法

清热解毒,祛火止痛。

4.方药

清瘟败毒饮加减。生石膏,黄连,生地黄,生栀子,芦根,黄芩,白花蛇舌草,知母,连翘,元参,牡丹皮,赤芍,竹叶,生甘草。水煎服,日一剂,分温两次服。

5.分析加减

方中合用石膏、知母、甘草,以清阳明之热;黄连、黄芩、栀子三药合用,以泻三焦实火;牡丹皮、生地、赤芍专于凉血解毒化瘀;连翘、元参、甘草清热透邪利咽;竹叶清心利尿,导热下行;芦根清热除烦、生津止渴;白花蛇舌草清热解毒。诸药合用,既清气分之火,又凉血分之热。若毒热较盛,发热明显,加柴胡、蝉衣、僵蚕、生大黄、金银花、半枝莲等药物疏散风热,通腑泄热,清热解毒;出现黄疸、胁肋痛明显加茵陈、川楝子、延胡索、虎杖、丹参利湿祛黄,化瘀止痛;若痈疽脓肿,加天花粉、皂角刺、白芷、金银花、连翘解毒排脓;若疼痛明显,加三七、水红花子、丹参、延胡索化瘀止痛;口苦烦急加龙胆草、柴胡、莲子心;伴有水肿加车前子、抽葫芦、冬瓜皮利水消肿。

### (五)痰湿凝滞证

**1.证候表现**

疼痛多表现为钝痛、隐痛、胀痛等,伴有困重感,痰涎壅盛、咽喉堵闷、胸脘痞闷。舌淡苔厚腻,脉滑。

**2.病机分析**

脾失健运,湿无以化,湿聚成痰,郁积而成,后痰饮内阻,可致心神失养。

**3.治法**

化痰散结,理气止痛。

**4.方药**

二陈汤、温胆汤加减。陈皮,法半夏,枳实,厚朴,苍术,昆布,海藻,生牡蛎,天南星,夏枯草,瓜蒌,茯苓,白花蛇舌草,水红花子。水煎服,日一剂,分温两次服。

**5.分析加减**

方中半夏辛温性燥,善能燥湿化痰,且又和胃降逆;橘红既可理气行滞,又能燥湿化痰;茯苓健脾渗湿,渗湿以助化痰之力,健脾以杜生痰之源;枳实辛苦微寒,降气导滞,消痰除痞;厚朴行气化湿、温中止痛;苍术燥湿健脾;昆布、海藻消痰利水;生牡蛎软坚散结;天南星燥湿化痰;夏枯草散结利尿;瓜蒌、水红花子清肺化痰;白花蛇舌草利湿。诸药合用,共奏化痰散结、利湿止痛之功。若疼痛较剧烈,加乳香、没药、红花、延胡索加强化瘀止痛;胸膈痞闷、纳呆食少加苏梗、鸡内金、焦三仙;伴有气短乏力加生黄芪、太子参。

## 七、外治方法

### (一)痛块消乳膏

**1.药物组成**

延胡索、乌药、姜黄、自然铜、白芥子、冰片等。

**2.适应证**

癌症骨转移引起的中重度癌性躯体痛,尤其适用于阴寒内阻证。

**3.使用方法**

将痛块消乳膏均匀涂于癌痛相应的体表部位,按照 5 cm×5 cm 给药,每次10～15 g,用纱布覆盖固定。每 24 小时换药 1 次。

**4.注意事项**

(1)膏剂不宜过稀。

(2)局部皮肤应无破损、红肿及发热,以免引发感染。如出现用药部位局部瘙痒、发红、皮疹等变态反应立即停药观察或请医师处理。

(3)过敏体质禁用。

**(二)止痛凝膏**

1.药物组成

威灵仙、山慈姑、全蝎、蜈蚣、七叶一枝花、天南星、半夏等。

2.适应证

骨转移癌痛。

3.使用方法

将上述药物浸泡于75%乙醇12天,待乙醇完全挥发后,再将凡士林溶化加入药物中,搅匀至凉备用。常规消毒穴位局部皮肤,将膏药涂抹于疾病对应穴位及骨疼痛的局部体表。每12小时换药1次,10天为1个疗程。肺癌取肺俞;胃癌取胃俞;乳腺癌、肝癌取肝俞;前列腺癌、多发性骨髓瘤取肾俞。

4.注意事项

乙醇为易燃易爆物品,要妥善处理及保管,以免发生危险。

**(三)三王止痛膏**

1.药物组成

大黄、马钱子、全蝎、蟾酥、重楼、山慈姑、姜黄、莪术、麝香等。

2.适应证

多种肿瘤引起的癌痛。

3.使用方法

使用前先洗净患处皮肤,然后取膏药一张,烘热软化,贴敷肿瘤局部或疼痛部位,并用手轻轻在膏药上按摩3~5分钟,24小时更换1次,7天为1个疗程。

4.注意事项

局部有皮肤损伤者慎用。孕妇慎用。

**(四)止痛膏**

1.药物组成

山慈姑、鲜独角莲、香油、樟丹。

2.适应证

多种肿瘤引起的癌痛。

**3.使用方法**

取鲜独角莲洗净切块备用。先将香油放入铁锅,置火中加热至100 ℃,将独角莲及山慈姑放入锅中熬至色黑而焦,将其捞出。继续熬炼,至油滴入水中不散凝集成块时,将樟丹放入锅中继续炼10分钟左右,再将其放入冷水中,膏药即成,放置备用。根据其疼痛部位的大小,将膏药切成大小不等的块状,加热后摊于白布上,约1 cm厚,外敷于疼痛之处或癌肿所在部位,每周换药1~2次,4周为1个疗程。

**4.注意事项**

开始用药时并不完全停用西药止痛剂,根据疼痛缓解情况,逐渐减少用量。

## 八、针刺止痛

### (一)特点

起效快,疗效比较可靠,无依赖性,无毒副作用。但是持续时间短,对于重度疼痛的阵痛效果有限。需要反复针刺镇痛。

### (二)穴位选择

**1.主穴**

合谷、内关。

**2.配穴**

肺癌配风门、肺俞、定喘、丰隆;肝癌、胃癌、胰腺癌配阴陵泉、阳陵泉、阿是穴;胸痛配太冲、丘墟;腹痛配足三里、三阴交。

## 九、饮食调理

### (一)气滞证

四香苦瓜止痛粉对胃癌患者胃脘胀痛属气滞者尤为适宜

**1.配方组成**

木香10 g,沉香2 g,丁香6 g,香附10 g,苦瓜100 g。

**2.制法**

将苦瓜洗净,连皮、瓤及子,切碎后晒干,研成极细末,备用。将木香、香附、沉香、丁香分别拣杂,木香、香附洗净后晒干,与沉香、丁香共研成细末,再与苦瓜细末充分混合均匀,将所得的止痛粉分装成3包,即成。

### (二)血瘀证

三七元胡大蒜糊适用于各类癌症疼痛,以血瘀证癌痛尤为适宜。

1.配方组成

三七粉 10 g,元胡粉 10 g,皮大蒜 50 g。

2.制法

将三七、元胡洗净、晒干,研成细末后,充分拌和均匀,备用。将紫皮大蒜洗净,切碎,剁成大蒜茸糊,拌入三七、元胡细末,可酌加温开水适量,搅拌成糊状,即成。

# 第二节 癌 性 发 热

癌性发热是指在肿瘤患者应用抗生素治疗无效的情况下出现的直接与肿瘤有关的非感染性发热,或患者在肿瘤发展过程中因治疗而引起的发热,是恶性肿瘤患者常见的临床症状之一。肿瘤性发热属于中医学"内伤发热"的范畴,多是由于肿瘤内伤起病,损伤相应脏腑功能,长此以往导致机体气血阴阳失衡,或病理产物堆积(如痰饮、瘀毒)壅遏气道,郁而发热。容易引起肿瘤性发热的恶性肿瘤多见于淋巴瘤、恶性组织细胞瘤、肝脏肿瘤、肾上腺瘤、中枢神经系统肿瘤、肾脏肿瘤、肠道肿瘤、鼻咽癌等。

**一、临床表现**

肿瘤导致的内伤发热多起病较缓,病程较长,热势轻重不一,一旦发热很难控制体温,多以低热为主,一般不伴有明显的中毒症状,如超过 38.5 ℃,可有头痛、身痛、畏寒等。肿瘤性发热因肿瘤内伤起病,导致气血阴阳失调,脏腑功能紊乱为基本病机,以发热为主要临床表现的一类证候。

**二、诊断标准**

**(一)诊断依据**

(1)肿瘤所致的内伤发热需有明确的肿瘤诊断依据,其病势较缓,病程较长,多为低热或自觉发热,少见高热;不恶寒,或稍怯冷得衣被而温;常因肿瘤发生部位不同而兼见相应脏腑功能失调,如肺部肿瘤可兼见痰湿阻滞、气短、乏力、自汗,肝脏肿瘤可见面色苍黄、爪甲干枯、四肢无力等。

(2)无恶风恶寒、头身疼痛、鼻塞流涕、脉浮等感受外邪所致之证。

（3）随着发热不能有效控制，可兼见气滞、血瘀、水饮内停等病理产物的出现，或气、血、阴、阳亏虚的虚证出现。

（4）若病程长久、热势高亢，或持续低热、反复发作，经治不愈，导致正气大虚，胃气衰败，最终可致阴阳离决。

（5）现代医学认为，肿瘤性发热在有明确肿瘤诊断依据的前提下还需满足以下临床表现方可诊断为肿瘤性发热：①体温每天至少1次超过37℃，持续2周以上。②热型以不规则热及弛张热为主，也可以低热为主；发热与中毒症状不成比例，即体温高而乏力、头晕头痛、肌肉酸痛、食欲缺乏、恶心等中毒症状不明显。③缺乏感染的证据：体格检查，实验室检查（如痰涂片或培养血、尿、大便、骨髓、脑脊液和局部病变损伤的分泌物），影像学检查（如胸片CT），对恰当的、经验性的抗感染治疗7天以上无效，但非甾体抗炎药及抗肿瘤治疗有效。④不存在变态反应的机制，例如药物过敏，输液反应。⑤多见于血液系统、淋巴系统肿瘤，见于进展期、晚期实体瘤。

**(二)实验室检查**

常用的传统指标包括体温、白细胞计数和C反应蛋白(CRP)等，体温和白细胞计数受到多种因素的影响。而降钙素原(PCT)水平对排除恶性肿瘤患者合并感染很有意义，可作为鉴别肿瘤患者有无感染的一个有价值的参考指标。

1.白细胞计数

一般白细胞总数及中性粒细胞在正常范围，少数可白细胞计数增高超过$20 \times 10^9 / L$，呈类白血病反应。

2.中性粒细胞/淋巴细胞比（NLR）

作为极其简便且无实际花费的指标，近年来亦广泛用于感染性疾病诊断研究。有研究显示，NLR对于细菌感染的预测作用优于白细胞计数和CRP。NLR对于菌血症患者具有良好的预后作用，是预测死亡的独立危险因素。

3.PTC

PTC是降钙素的前体物质，在甲状旁腺C细胞中生成并裂解成降钙素，由116个氨基酸组成，半衰期为22～29小时，健康人血清中PTC水平极低。PTC可以作为细菌感染的标志物，其在感染后2小时便可检测到，感染后12～24小时达到高峰，炎症消失后恢复正常。在有全身症状的严重细菌感染患者中，PTC水平明显升高；而在病毒、寄生虫或真菌感染的患者中，PTC水平不升高或仅轻度升高。因此，PTC可作为细菌感染存在与否的预测因子，揭示感染的严重程度，可用来监测细菌感染的病情变化。

**4.CRP**

CRP 是由白细胞介素-6 等炎症因子刺激肝脏细胞合成的急性反应蛋白,是一种经典的炎症标志物,在感染发生后 6～8 小时开始升高,24～48 小时达到高峰,升高幅度与感染程度呈正相关。CRP 在细菌感染组的阳性率均高于病毒感染组和肿瘤发热组,但因为 CRP 在非感染性疾病,如肿瘤、风湿热、外伤、手术等状态下也可升高,故特异性相对较差。PTC 的升高早于 CRP,同时测定血 PTC 和 CRP 有助于提高细菌感染性疾病的早期诊断,对抗菌药物的应用有一定参考价值。

**5.超敏 CRP**

超敏 CRP(hs-CRP)实际上与 CRP 是同一种蛋白,仅因其测定方法更敏感而得名。近年来免疫比浊法、免疫发光法等新技术使 CRP 的检测灵敏度得到了较大提高。hs-CRP、PCT、NLR 三者的联合,可以提高诊断细菌感染的准确性,从而避免不必要的抗菌药物使用。

**6.细菌涂片及培养**

检查痰、尿、便、血,以及胸腔积液、腹水、引流液等均呈阴性。

**(三)影像学检查**

**1.X 线检查**

胸片除外肺部炎症。

**2.超声检查**

淋巴瘤有 16％～30％以发热为首发症状,腹膜后淋巴结肿大,往往是淋巴瘤引起发热的原因之一,所以对不明原因的发热,要做 B 超查腹膜后淋巴结。

**3.MRI 检查**

颅脑 MRI 检查对伴有神经系统症状的患者,除外脑转移体温中枢受侵引起发热。

**三、鉴别诊断**

**(一)外感发热**

外感发热由感受外邪所致,表现为高热,呈持续性,初期伴有恶寒恶风、头身疼痛、鼻塞流涕、咳嗽、脉浮等外感表证,其恶寒虽得衣被不减,起病较急,病程较短,发热较高,外邪不除,则发热不退。肿瘤性发热起病缓慢,病程较长,呈间歇性,多为低热,或自觉发热而体温不升高,或五心烦热,发热而不恶寒,或虽有怯冷,但得衣被则除,多兼头晕、神疲、自汗、盗汗、脉弱无力等症。

### (二)肺痨阴虚火旺证

肿瘤性发热中的阴虚发热与肺痨阴虚火旺证,都出现午后及夜间发热、骨蒸潮热、五心烦热、两颧潮红等症。但肺痨是因正气虚弱,感染痨虫而致,并有咳嗽、咯血、盗汗、消瘦等主要特征,是具有传染性的慢性虚弱性疾病。而阴虚发热虽具有一系列阴虚火旺症状,但没有感受痨虫的病因,也没有肺痨的主症特点和传染性。

### (三)郁证气郁化火证

肿瘤性发热之肝郁发热与郁证气郁化火证都因情志抑郁、肝郁化火而致,都可见胸胁胀满、烦躁易怒、口干口苦、舌红苔黄、脉弦数等。但肝郁发热以发热为主要症状,随情志起伏变化,而郁证气郁化火证以情志改变为主,具有情志抑郁、心神不宁、烦躁等特点。

### (四)其他

主要与恶性肿瘤合并感染引起的发热鉴别。感染性发热,尤其是免疫力低下患者的发热,常常出现一个体温峰值,并伴有寒战、发热和出汗,而革兰阴性杆菌感染的患者,还会出现心动过速、高血压和偶尔出现的精神症状。相对来说,肿瘤性发热则很少出现寒战、心动过速和精神症状。合并感染的发热,一般有感染灶引起的相应症状,如肺部感染则咳嗽、咯痰、气促,泌尿系统感染则尿频、尿急、尿痛等;白细胞总数或中性粒细胞分类增高;痰、血、尿、便及引流液的细菌培养有助于感染的诊断;抗感染治疗有效。同时,肿瘤性发热对非甾体消炎药疗效很好,但对乙酰水杨酸类和对乙酰氨基酚疗效较差。萘普生对于诊断肿瘤性发热有一定的临床价值,在使用萘普生之前需进行全面的评估和检查,并给予经验性的抗生素治疗5~7天。绘制患者生命体征图,也有助于区别肿瘤性发热和其他原因引起的发热,对于诊断肿瘤性发热亦有一定的参考价值。

### 四、西医治疗

1.诊断性治疗

多选用萘普生,该药有选择性抗肿瘤作用。研究表明,在癌热时,萘普生可使发热完全消退,持续服用,能维持体温正常。推荐用法:萘普生每次 375 mg,每 12 小时 1 次,共 3 次。如发热消退且维持正常体温,强烈提示为癌性发热。阿司匹林(每次 0.25~0.5 g,2~3 次/天)和吲哚美辛(每次 50~100 mg,2~3 次/天)等也可以考虑使用。

**2.非甾体类解热镇痛药**

(1)阿司匹林:适用于发热,无汗或汗出较少伴全身疼痛。每次 0.3～0.6 g。对于汗出较多,有消化系统出血者慎用。

(2)对乙酰氨基酚:适应证同阿司匹林,每次 0.25～0.5 g。有肝肾功能损害者慎用。

(3)安乃近:解热作用显著,可用于高热不退无汗者。口服每次 0.25 g,肌内注射:深部肌内注射每次 0.25～0.5 g。本药较易引起不良反应,应严格控制用量,每次不得超过 0.5 g,个别患者由于对本品过敏,可产生休克甚至死亡。

(4)吲哚美辛栓:近年来临床应用较广的一种退热药。对于一般癌性发热,伴疼痛者肛门塞入。根据每位患者的一般发热时间,提前 1 小时左右使用,一般每次 50 mg 即可起效,据临床观察该药有较好的有效性和安全性,目前深受临床医师的青睐;然而需要指出的是,癌性发热是晚期恶性肿瘤的临床表现之一,除了发热外,往往还伴有各种功能失调的表现,吲哚美辛栓虽然能够有效控制体温,但不能调整身体功能,如果能和中药一起使用,标本同治,对缓解症情及控制肿瘤生长、转移,平衡身体功能有更为积极的作用,能够更好地提高患者的生活质量。

**3.激素类药物**

在高热经以上处理效果不佳时,可考虑应用激素类药物。这类药物除了能抑制癌性患者的发热,减少内源性致热原的释放,尚有一种中枢的退热作用。但是,有严重感染时应慎用。

(1)氢化可的松:对于持续高热不退,感染已明显控制的患者,每次 100～200 mg,加入生理盐水或葡萄糖注射液 500 mL,混合均匀后静脉滴注。

(2)泼尼松:同氢化可的松。每天可用 15 mg,分次或 1 次口服,可根据病情掌握用量及用法。

**4.物理降温法**

(1)温水擦浴:用 32～34 ℃温水擦浴。擦浴前先放冰袋于头部以助降温,并防止擦浴时表皮血管收缩,血液集中到头部引起充血;放热水袋于足部,使患者舒适并加速擦浴的反应。擦浴时力量要均匀,并轻轻按摩以促进血管扩张。擦至腋窝、腹股沟、腘窝等血管丰富处,停留时间应稍长,以助散热。四肢和背部各擦 3～4 分钟,全部擦浴时间为 20 分钟左右。擦浴中注意观察病情,如患者发生寒战,或脉搏、呼吸、神色有异常变化,应立即停止擦浴并报告医师。擦浴完毕,为患者穿好衣服,半小时后测量体温。

（2）乙醇擦浴：用 30％～50％乙醇擦浴腋窝、腹股沟,腘窝等血管丰富处,全身擦浴时间一般为 20 分钟左右,禁擦胸前区、腹部、后项等部位。

（3）冰水降温：用冰帽或冰袋。冰袋：可将冰块装入袋中,冷敷患者头部（一般敷前额及头颈,或体表大血管处,颈部腋下,腹股沟处等）,一般 1 次冷敷 15 分钟左右。头部可戴用冰帽降温。

**5.合并感染患者及时恰当使用抗生素**

应根据细菌培养结果加药物敏感实验,合理应用抗生素。

（1）球菌感染可选用：青霉素类,第一代头孢菌素,第二代头孢菌素,以及万古霉素、泰能等。

（2）杆菌感染：可选用氨基糖苷类、第三代头孢菌素、第四代头孢菌素、喹诺酮类及泰能等。

（3）病毒感染：可选用吗啉胍、板蓝根、利巴韦林、阿昔洛韦等。

（4）真菌感染：可选用氟康唑/酮康唑、两性霉素等。

## 五、中医认识

### （一）中医病因、病机

**1.病因**

（1）癌毒日久：癌毒日久,耗伤阴液,或素体阴虚导致阴精亏损,阴阳失调,阴虚则阳亢,水不制火,而导致虚火内生。《黄帝内经》最早指出"阴虚则内热",其发热多见于午后或夜间潮热,热势不高,多伴有盗汗、手足心热等阴不纳阳之证。

（2）劳思过度：劳思过度,致中气不足,阴火内生,而蒸蒸发热,如李东垣指出："是热也,非伤寒邪皮毛间发热也,乃肾间脾胃下流之湿气闷塞其下,致阴火上冲,作蒸蒸燥热。"气虚发热的热势低,或可见自觉发热体温不高。或久病失血,或脾虚不能生血,导致阴血亏耗,无以敛阳,虚阳外越而发热,此热邪非外感热邪,乃血虚不能配阳,阳无所依,而浮散于外,治以收其浮散之阳,使归依于阴。

（3）热毒炽盛：体内肿瘤瘀毒化热,而生火热温毒之邪,或其他诸邪再犯人体,或夹杂七情内伤,或久病累及脏腑导致脏腑功能失调均可在体内化热生火。火毒之邪侵袭人体,易灼伤津血,从而发热。此热势较高,多为高热,可并见寒战、抽搐、神昏谵语。

（4）情志失调：肿瘤患者情志抑郁,肝气不能条达,气郁化火,或见恼怒过度,肝火内盛,导致气郁发热。《丹溪心法》中云："气有余便是火。"情志失调也是导致瘀血发热的原因之一,在气机不畅的基础上,日久不愈,导致血行不通,瘀滞于脉络,而导致血瘀发热。

2.病机

(1)发病:肿瘤性发热的起病可急可缓,其病机较为复杂,由气血阴阳亏虚导致的发热起病多缓慢,病程较长,发病常伴有明显虚证;由热毒、湿热、肝郁等实证导致的发热起病急,常伴有相应的气滞、血瘀、湿毒等证候。

(2)病位:本病的病位在肝、脾、肾。脾为后天之本,肾为先天之本,一身气血阴阳的盛衰与脾肾有密切关系,而肝主疏泄,是情志的主导,肿瘤患者情志失调导致气郁发热是肝失条达的病理表现。

(3)病性:上述病因引起的发热大体可归为虚、实两类,由气郁化火,瘀血阻滞、热毒炽盛导致的发热多属实,由中气不足,血虚失养、阴精亏虚所导致的发热多属虚证。

(4)病势:本病无论虚实,病程较长,但其热势可因病机不同而不尽相同,由中气不足,血虚失养、阴精亏虚所导致的发热,热势较低,多见低热或自觉发热;由气郁化火,瘀血阻滞、热毒炽盛导致的发热其热势较高,多见高热,或间歇热,或稽留热。

(5)病机转化:本病可由一种也可由多种病因同时引起发热,如气阴两虚,气郁血瘀等。久病往往由实转虚,由轻转重,其中以瘀血日久,损及气、血、阴、阳而形成虚实夹杂之证最为多见。

总之,肿瘤患者的发热可因实致虚,亦可见因虚致实,另情志导致的肝郁发热是肿瘤性发热常见证型,临床应辨证分析。

**(二)中医治则**

"实则泻之,虚则补之"是治疗内伤发热的基本原则。但需结合证候性质及病机分别采用有针对性的治法。实证发热宜疏肝解郁、活血化瘀、除湿、化痰、消食为主,适当配合清热解毒之品。虚证以甘温补中,滋阴降火,养血滋阴,温补肾阳为主。虚实兼夹者,若虚中有实者宜以补益为主辅以清泻,若实中有虚者则以清泻为主补益为辅,兼而顾之。

**六、辨证论治**

**(一)阴虚发热证**

1.证候表现

发热缠绵不断,以低热多见,午后至夜间加重,手足心热,伴口干咽燥,骨蒸盗汗,干咳、痰黏、尿少、色黄,大便偏干等,舌质红或有裂纹,苔少或光剥无苔,脉细数。此型较多见于鼻咽癌、口腔癌、肺癌、食管癌等。

**2.病机分析**

素体阴虚，或热病日久，耗伤阴液，导致阴精亏损，水不制火，虚火内生。

**3.治法**

滋阴清热。

**4.方药**

青蒿鳖甲汤加减。青蒿、鳖甲、知母、牡丹皮、生地黄、秦艽、玄参、白茅根、银柴胡、地骨皮、紫草、威灵仙等。水煎服，日一剂，分两次服。

**5.分析加减**

方中鳖甲直入阴分，咸寒滋阴，以退虚热；青蒿芳香清热透毒，引邪外出；二者合用，透热而不伤阴，养阴而不恋邪。生地甘凉滋阴，知母苦寒滋润，助鳖甲以退虚热。牡丹皮凉血透热，助青蒿以透泄阴分之伏热。秦艽清虚热；玄参清热养阴；白茅根清热凉血；银柴胡退虚热；地骨皮凉血退蒸，清泻肺热；紫草清润凉血；威灵仙止痹痛。诸药合用，共奏滋阴退热之功。阴虚较甚，加玄参、生地黄、龟甲、制何首乌等以滋养阴精；虚火上炎，扰动心神而见心烦、失眠、多梦，加炒酸枣仁、柏子仁、远志、首乌藤等以养心安神之品；兼有气虚而见有头晕气短、体倦乏力，加北沙参、麦冬、五味子等以益气养阴；盗汗较甚，可去青蒿，加牡蛎、浮小麦、糯稻根以固表敛汗。若热病后见夜热早凉、热退无汗、舌红少苔、脉细数者，可予青蒿鳖甲汤以养阴透热。对于阴虚发热，可根据脏腑阴虚偏甚的不同情况选用不同的基础方剂。如心阴偏虚而兼见心悸怔忡、手足心热甚、舌尖红、脉细数或促，可选用加减复脉汤、天王补心丹；肝阴偏虚而兼见眩晕、易惊、肌肉蠕动、胁肋疼痛、脉弦数，可用归芍地黄汤或一贯煎；脾胃阴虚偏重而见口干欲饮、不思饮食、大便燥结、舌干或生疮、脉细数，可选用北沙参麦冬汤；肺阴偏虚而兼见干咳、少痰、声音嘶哑、鼻燥咽干、咳血，可用百合固金汤或清燥救肺汤；肾阴偏虚而兼见腰膝酸软、两颧潮红、遗精，可以选用大补阴丸、六味地黄丸、知柏地黄丸、麦味地黄丸等。根据发热的情况，酌情加入清退虚热之品。若单用滋阴清热方药而热势仍不退者，在滋阴清热方剂中，酌量加入温而不燥的助阳之品，如淫羊藿、菟丝子、锁阳、肉苁蓉、巴戟天、鹿角胶烊化。

**（二）气虚血亏证**

**1.证候表现**

发热或高或低，劳累后加重，乏力明显，头晕倦怠，少气懒言，心悸汗出，易外感，舌淡胖，边有齿痕，脉沉细无力，或濡。此型较多见于贲门癌、胃癌、结肠癌、卵巢癌、膀胱癌等。

**2.病机分析**

饮食不节,劳思过度,致中气不足,阴火内生,或虚阳外越;或久病失血,或脾虚不能生血,导致阴血亏耗,无以敛阳。

**3.治法**

益气养血,甘温除热。

**4.方药**

补中益气汤合归脾汤加减。黄芪、人参、炒白术、当归、炙甘草、柴胡、升麻、陈皮、山药、茯苓、枸杞子、大枣、谷芽、麦芽、仙鹤草、牡蛎等。水煎服,日一剂,分两次服。

**5.分析加减**

归脾汤与补中益气汤同用参、芪、术以益气补脾。前者以补气药配伍养心安神药,意在心脾双补,复二脏生血、统血之职,主治心脾气血两虚之心悸怔忡、健忘失眠、体倦食少,以及脾不统血之便血、崩漏等。后者是补气药配伍升阳举陷药,意在补气升提,复脾胃升清降浊之能,主治脾胃气虚、气陷之少气懒言、发热及脏器下垂等。二者合用既能补益心脾,又能调理脾胃气虚之证。自汗较多,加浮小麦、牡蛎、麻黄根以固表敛汗;头痛甚者,加川芎、蔓荆子、藁本、细辛以祛风止痛;汗出恶风,加桂枝、白芍、生姜、大枣以调和营卫;脾虚夹湿而见胸闷、脘痞、舌苔白腻,加苍术、厚朴、广藿香、佩兰、茯苓以健脾祛湿;大便稀溏,四末欠温,加干姜、肉桂以温运中阳。血虚较甚,加熟地黄、枸杞子、制何首乌等,阿胶烊化以补益精血;热势较甚,发热不退,加银柴胡、牡丹皮、白薇、地骨皮、胡黄连以清退虚热。由慢性失血所致的血虚发热,若仍有少许出血,加三七粉、仙鹤草、茜草、棕榈炭、地榆炭、白茅根、侧柏炭以止血;若劳倦内伤,血虚气弱,而见肌热面赤、烦渴欲饮喜热饮、脉大而虚软、重按无力,以及妇人崩漏或产后血虚发热者,当予当归补血汤以补气生血;若见有湿热之证,则应停用滋腻养血之品,宜用益气健脾运胃之剂,待脾胃运化功能正常,再逐渐增加养血之品。

**(三)热毒炽盛证**

**1.证候表现**

高热不退,面赤汗出,口干烦渴,便秘尿黄,舌红,苔黄,脉滑数。此型较多见于血液系统肿瘤、直肠癌等。

**2.病机分析**

邪热日久,郁而成毒,热毒互结,蕴而发热。

3.治法

清热解毒。

4.方药

清瘟败毒饮加减。石膏、知母、淡竹叶、芦根、白茅根、黄连、黄柏、栀子、连翘、蒲公英、紫花地丁、半枝莲、白花蛇舌草、生甘草等。水煎服,日一剂,分两次服。

5.分析加减

方中重用生石膏直清胃热。胃是水谷之海,十二经的气血皆禀于胃,所以胃热清则十二经之火自消。石膏配知母、甘草、芦根,有清热保津之功,加以连翘、竹叶,轻清宣透,清透气分表里之热毒;再加黄连、栀子通泄三焦,可清泄气分上下之火邪。黄柏清热泻火解毒,蒲公英、紫花地丁、半枝莲、白花蛇舌草清热解毒。甘草、连翘同用,还能清润咽喉;竹叶、栀子、白茅根同用则清热利尿,导热下行。综合本方诸药的配伍,对疫毒火邪,充斥内外,气血两燔的证候,确为有效的良方。如身热重,可加石膏辛寒清气;如痰多色黄,可加海蛤壳、鱼腥草、薏苡仁清泻热邪,化痰祛浊;如腑气不通,大便秘结,可加瓜蒌、大黄或芒硝以通腑泄热;如心神不宁、烦躁不安,可加百合、合欢皮、酸枣仁以宁心安神、清热养阴。

(四)湿热蕴结证

1.证候表现

身热,头重身困,胸胁满闷,大便黏腻不畅,小便色黄,舌红,苔黄腻,脉滑数。此型较多见于肝癌、胆囊癌、膀胱癌、食管癌等。

2.病机分析

湿邪内生,郁而化热,或体虚之人,外感湿邪留恋不去,日久化热。

3.治法

清热化湿。

4.方药

三仁汤合茵陈蒿汤加减。杏仁、白蔻仁、薏苡仁、淡竹叶、半夏、通草、厚朴、滑石、茯苓、茵陈、栀子、大黄、柴胡、黄芩、白茅根、椿根皮等。水煎服,日一剂,分两次服。

5.分析加减

方中杏仁宣利上焦肺气,气行则湿化;白蔻仁芳香化湿,行气宽中,畅中焦之脾气;薏苡仁、茯苓甘淡,渗湿利水而健脾,白茅根清热利尿,同使湿热从下焦而去。三仁合用,三焦分消。茵陈苦泄下降,善能清热利湿。栀子清热降火,通利三焦,助茵陈引湿热从小便而去。大黄泻热逐瘀,通利大便,导瘀热从大便而下。柴胡和解退热,黄芩、春根皮清热燥湿。滑石、通草、竹叶甘寒淡渗,加强三仁利湿清热之功。半夏、厚朴行气化湿,散结除满。若湿郁化热而见寒热如疟,寒轻热重,口苦呕逆,加青蒿后下,黄芩以清解少阳之热邪;呕恶较重,加竹茹、广藿香、陈皮以和胃降逆;胸闷苔腻,加郁金、佩兰以芳化湿邪;高热不退,小便黄,苔黄腻,脉数,加白薇、牡丹皮以增清热凉血之力。

### (五)瘀毒内阻证

**1.证候表现**

发热,午后夜间明显,口干不欲饮,体内包块明显,固定不移,面色晦暗,舌质紫暗或有瘀斑,脉弦细或细涩。此型较多见于肝癌、腹盆腔肿块明显的恶性肿瘤等。

**2.病机分析**

跌仆损伤,或病久不愈而入络,瘀血阻滞,气血阻塞。

**3.治法**

活血化瘀。

**4.方药**

血府逐瘀汤加减。桃仁、红花、当归、赤芍、莪术、生地黄、牛膝、柴胡、枳壳、桔梗、甘草、益母草、鳖甲、海藻、山慈姑等。水煎服,日一剂,分两次服。

**5.分析加减**

方中桃仁破血行滞而润燥,红花活血祛瘀以止痛,共为君药。赤芍、益母草助君药活血祛瘀;牛膝活血通经,祛瘀止痛,引血下行;莪术破血祛瘀,共为臣药。生地、当归养血益阴,清热活血;桔梗、枳壳,一升一降,宽胸行气;柴胡疏肝解郁,升达清阳,与桔梗、枳壳同用,尤善理气行滞,使气行则血行;鳖甲滋阴潜阳,软坚散结;海藻软坚;山慈姑清热解毒散结,以上均为佐药。桔梗并能载药上行,兼有使药之用;甘草调和诸药,亦为使药。合而用之,使血活瘀化气行,则诸症可愈。热势较甚,加秦艽、白薇、牡丹皮、银柴胡以清热凉血退热;肢体肿痛,加丹参、郁金、延胡索等以活血消肿止痛;心烦口渴欲饮,加知母、石膏先煎等以清热除烦,生津止渴;时冷时热,口苦,舌苔黄腻,加黄芩、法半夏以清热除湿;兼气滞,加香附、陈皮、青皮以理气行滞;兼痰阻,加半夏、茯苓、陈皮以化痰和胃;对于跌仆损伤而引起的瘀血发热,亦可选用复元活血汤或大成汤以活血化瘀。

(六)肝经郁热证

1.证候表现

发热,时高时低,心烦易怒,胸胁胀满,口苦咽干,便干尿黄,舌质偏红,苔薄,脉弦。此型较多见于肝癌、乳腺癌、胃癌及肝癌介入术后等。

2.病机分析

忧患郁怒,肝失条达,气机郁滞,郁而化火,肝火内盛。

3.治法

疏肝清热。

4.方药

小柴胡汤合逍遥散加减。柴胡、黄芩、半夏、人参、生姜、炙甘草、炒白术、茯苓、鸡内金、赤芍、白芍、郁金、夏枯草、半枝莲、鳖甲等。水煎服,日一剂,分两次服。

5.分析加减

方中柴胡味苦微寒,疏肝解郁,升阳达表;黄芩苦寒,养阴退热;半夏辛温,能健脾和胃,以散逆气而止呕;人参、甘草,以补正气而和中,使邪不得复传入里;白芍养血柔肝;赤芍归肝经,清热凉血;夏枯草清肝胆郁热;郁金行气解郁凉血;半枝莲清热解毒;鳖甲滋阴潜阳、软坚散结;白术、甘草、茯苓健脾养心;生姜温胃和中;鸡内金运脾健胃,以加强消化之功。气郁较甚,胸胁疼痛不解,加香附、郁金、青皮、川楝子、延胡索以加强疏肝理气止痛之效;热象较甚,舌红口干,便秘,去白术,加龙胆等以增清肝泄热之功;妇女见有月经不调,加泽兰、益母草以活血调经;乳房胀甚,可酌加青皮、香附、瓜蒌等以理气宽胸之品。若肝经火热较甚,面红目赤,口苦,心烦易怒,舌质红,脉弦数有力者,可选用龙胆泻肝汤以清肝泻火;若肝经郁热,病程较长,热势不甚而阴伤比较明显,表现为发热、胸胁疼痛、口干、舌红少苔、脉细数等症者,宜滋阴壮水、疏肝清热,方用滋水清肝饮。

**七、常用中成药**

(一)清开灵注射液

清热解毒,化痰通络,醒神开窍。肌内注射,每天 2～4 mL。重症患者静脉滴注,每天 20～40 mL,以 10% 葡萄糖注射液 200 mL 或氯化钠注射液 100 mL 稀释后使用。

(二)痰热清注射液

清热,解毒,化痰。20 mL 加入 5% 的葡萄糖注射液 500 mL,静脉滴注,每天 1 次。

### (三)新癀片

清热解毒,活血化瘀消肿止痛。据体温情况,每次 1～4 片,每天 2 次。

## 八、针灸治疗

取大椎、曲池、合谷、鱼际、外关等穴,以柴胡注射液 2～4 mL 进行穴位封闭治疗癌性发热,汗出热解效果佳;或大椎穴(第 7 颈椎棘突下)常规消毒,用三棱针在穴位处浅刺出血,后取一小号拔火罐拔罐放血,30 分钟后取罐,一般可吸出血 1～2 mL。

## 九、饮食调理

乌梅饮:乌梅醋 300 g,蜂蜜 300 g,凉开水 300 mL,柠檬汁少许,冰块 1 小块。可饮至热退。

# 第三节　癌因性疲乏

癌因性疲乏也称癌症相关性疲乏,是临床恶性肿瘤的常见症状之一。1986 年,Piper 从护理学角度再次进行阐述,将癌因性疲乏定义为一种受生物节律影响的主观疲倦感觉,而这种主观疲倦感的强度、持续时间及引起的主观不悦感,则经常发生变化。此后,多位专家学者对癌因性疲乏进行定义,定义方向各有侧重,但最终落脚点都为持续的、主观的自我知觉体验。

2018 年版的癌因性疲乏指南将其定义为一种痛苦的、持续的。主观的,有关躯体、情感或认知方面的疲乏感或疲惫感,与近期的活动量不符,与肿瘤或者肿瘤的治疗有关,并妨碍日常基本功能。国际疾病分类标准(第 10 版)描述癌因性疲乏的症状为非特异性的无力、虚弱、机能衰退嗜睡、疲劳。它的特点是具有持续性和非普遍性。广泛意义上,癌因性疲乏是患者个体在生理、心理、功能性和社会性方面的一种多维度主观体验。下列 3 个主观感受表现,尤其需要临床医师关注。①躯体疲乏:虚弱、异常疲乏,不能完成原来胜任的工作;②情感疲乏:缺乏激情,情绪低落,精力不足;③认知疲乏:注意力不能集中,缺乏清晰思维。

### 一、西医病理生理

尽管癌因性疲乏很常见,但关于癌因性疲乏的特殊病理生理机制仍未明确。目前认为的可能机制包括炎性细胞因子、下丘脑-垂体-肾上腺轴功能失调、昼夜节律同步失调等,但以上机理尚待更多证据论证。临床研究方面,目前已发现多种因素参与癌因性疲乏的发生,其中包括肿瘤本身及其治疗引起的神经精神功能紊乱、能量代谢失衡、免疫功能紊乱、细胞因子及内分泌功能失调等。

### 二、西医病因

#### (一)心理精神异常

肿瘤及其治疗可对中枢神经系统造成不同程度的损伤,引起精神、认知、睡眠障碍。很多患者有不同程度的焦虑、抑郁等精神症状,是癌因性疲乏的原因之一。

#### (二)贫血

肿瘤贫血发生率很高,有研究发现血色素的水平与疲乏存在相关性,且在血液系统肿瘤患者中更为明显。

#### (三)能量代谢失衡

一方面,肿瘤组织通过无氧糖酵解供能,能量消耗大,使肿瘤患者能量需求明显高于正常人;另一方面,由于肿瘤和治疗导致患者出现厌食、胃肠功能减退、胰岛素抵抗、贫血及正常的组织能量供应和利用障碍等症状,造成机体组织不能获得足够的能量。能量代谢的负平衡,必然影响到各个器官和系统的功能,使患者产生乏力、疲倦的感觉。

#### (四)恶病质

晚期肿瘤患者经常出现恶病质,而疲乏也是恶病质的重要表现之一。恶病质患者的能量储备(人体脂肪含量)和蛋白储备(人体肌肉含量)都在发生渐进性消耗。同时能量代谢异常、肌肉容积异常也降低了肿瘤患者机体的活动能力,是引起疲乏的重要因素。

#### (五)癌症治疗

手术、放疗、化疗、生物治疗等均可造成疲乏。目前认为 75%～96% 接受化疗的患者、75%～100% 接受放疗的患者、33%～89% 的晚期癌症患者都有癌因性疲乏。

进行生物治疗的患者普遍发生重度疲乏,这种疲乏通常是一组类似流感症候群中的一个症状。免疫治疗引起的疲乏主要表现为思维能力下降,思考困难,精力下降。治疗癌痛时所用的阿片类药物和镇静药物,在产生镇静作用的同时可以引起疲乏。

### 三、评估

评估方面,由于癌因性疲乏是一种主观感觉,其疾病特点决定了诊断存在的困难,缺乏特异性症状及指标来进行客观评判。ICD-10 提出的癌因性疲乏诊断标准为疲乏症状反复出现,持续时间 2 周以上,同时伴有如下症状中的 5 个或 5 个以上。①虚弱感或四肢乏力;②注意力不集中;③缺乏激情、情绪低落、精力不足;④失眠或嗜睡;⑤经过睡眠后感到精力未能恢复;⑥活动困难;⑦出现悲伤、易激惹、受挫感等情绪反应;⑧不能完成原来能胜任的日常活动;⑨短期记忆减退;⑩活动后经过休息,疲乏症状持续数小时不能缓解。

基于 ICD-10 诊断标准相关要求,往往需要参考量表来协助诊断,判断患者癌因性疲乏的程度和影响的维度。目前用于癌因性疲乏评估的量表主要分成两类:单维度量表和多维度量表。两种评估量表各有优缺点,但因疲乏的特点为多维度主观感受,所以更适宜使用多维度量表。多维度量表既可以评估疲乏的持续时间、程度性质,还可以评估疲乏对认知、情感、行为等各个方面的影响。但因涉及的方面较多,导致问题较多,答卷时间较长,可能会引起患者情绪的波动,从而影响评估。

### 四、西医治疗

#### (一)治疗原则

癌因性疲乏的病因复杂,因此,医师在处理疲乏时,应该在充分评价疲乏的程度和影响因素的基础上,制订具体的个体化治疗方案,并根据病情的发展不断调整。

#### (二)治疗方法

控制癌因性疲乏需要患者和医护人员的共同努力,可以将治疗手段大致分为非药物治疗和药物治疗两类。

1.非药物治疗主要针对轻度疲乏的患者

(1)合理安排生活:肿瘤患者应制订规律的作息时间,调换轻松合适的工作,保证充足的睡眠,以减少不必要的能量消耗,保存精力和体力。

（2）心理社会干预。①教育和信息干预：许多癌症患者对抗癌治疗所致的疲乏无心理准备，这时，对患者进行一些相关的教育，使患者对疾病和治疗中可能会出现的问题有一定的了解，并掌握应对方法，其疗效不亚于一些特异性的治疗手段。②心理和行为治疗：在时间充足的情况下，对患者进行心理咨询、放松训练、组成互助小组等心理治疗，可以改善患者的精神状态，缓解癌因性疲乏。心理和行为治疗是癌因性疲乏治疗中应当关注的领域。

（3）营养支持：肿瘤患者单纯增加食物摄入并不能改善恶病质，但是通过保持良好的营养状态，对缓解疲乏有益。目前主张对肿瘤患者给予高蛋白饮食，并强调合理的膳食结构。另外，补充不饱和脂肪酸如鱼油，尤其是纯化的二十碳五烯酸可以降低肌肉和脂肪的消耗，促进合成代谢，使体重增加，并逆转恶病质状态。同时，不饱和脂肪酸还可以调节细胞因子的合成和释放，影响患者的细胞免疫状态。

（4）体育锻炼：大多数肿瘤患者和医师都认为患者在放化疗期间不能太紧张，应多休息，但从理论上讲过分制动会导致失用性功能减退，反而加剧疲乏。适当运动，即使在积极治疗期间，对癌症患者的体能、耐力、血色素水平和生活质量都有改善，有减轻疲劳感和抗抑郁的作用。目前，推荐的运动方案主要是蹬车、慢走等有氧耐力训练。这种运动可以改善心功能，增加肌肉组织对氧的供给和利用。体育锻炼还可以减少肿瘤患者的肌肉消耗，降低机体脂肪含量。

（5）其他一些康复治疗等也值得推荐。

癌因性疲乏常常与疼痛、抑郁、睡眠障碍等症状一起出现，在控制疲乏的同时，需要对以上症状进行处理。

**2.药物治疗**

药物治疗主要针对中度疲乏以上者的患者。

（1）对于癌因性疲乏，首先应该评估疲乏的原因和程度，进行有针对性的治疗。例如治疗抑郁、焦虑，改善贫血和恶病质，纠正内分泌紊乱和睡眠障碍等。目前，还没有特效的治疗药物，有些研究曾报道应用皮质激素和中枢兴奋药物及莫达非尼可以缓解疲劳，但仍需要进一步的研究。

（2）治疗情感障碍：根据诊断，如患者存在一定程度的焦虑、抑郁，可以选用相应的抗焦虑、抗抑郁治疗药物。有报道称一些抗抑郁药物可以减轻乳腺癌患者的疲劳、潮热、失眠和盗汗等症状。谷氨酰氨以前用于肝性脑病和一些精神系统疾病，目前有研究表明对于肿瘤患者补充谷氨酰氨，不仅可以改善其心理状态，还可以提高其活动耐力。

（3）纠正贫血：贫血的改善可以明显地提高患者的生活质量和功能状态，还能纠正肿瘤组织的缺氧状态，增加化疗的敏感性。①输血：疲乏是肿瘤患者要求输血的常见症状之一，但由于可能导致传播疾病、影响免疫功能、增加治疗费用等原因，日前输血多只用于急症、重症的贫血患者。②促红细胞生成素：肿瘤患者促红细胞生成素合成相对或绝对减低，为临床应用 rh-EPO 治疗肿瘤相关性贫血提供了理论依据。EPO（益比奥）的使用方法：每次剂量为 150～200 IU/kg体重，皮下注射液每周 3 次。③酌情补充铁剂、叶酸和维生素。

（4）治疗恶病质：分析患者恶病质发生的主要因素，在营养支持和体育锻炼之外，还可以应用一些治疗手段。①孕激素类药物：可促进食欲，减轻厌食，从而改善患者的生活质量，增强免疫力，并增强其对治疗的耐受能力。②醋酸甲地孕酮胶囊：每粒 0.16 g。一般剂量为每次 1 粒，口服，每天 1 次；高剂量为每次 1 粒，口服，每天 2～4 次。③甲地孕酮分散片：每片 0.16 g。一般剂量为每次 1 片，口服，每天 1 次；高剂量为每次 1 片，口服，每天 2～4 次。④般配合口服肠溶阿司匹林 40 mg，每天 1 次，降低血栓发生的风险。

**五、中医认识**

中医学强调从患者的身、心整体出发，具有独特的优势和良好的治疗效果。由于中医治疗疾病的核心是辨证，而目前对癌因性疲乏中医辨证尚无统一标准，现将有关中医药治疗癌因性疲乏的证候进行简要介绍。

**（一）中医病因、病机**

**1.中医有关"虚劳"证候的论述**

中医学中并无癌因性疲乏的病名，该病症状多为"乏力，倦怠，行动迟缓，肢体沉重，睡眠多或失眠不能集中注意力，悲伤感、易怒"，当归属于中医学"虚劳"范畴，"虚劳"一词最早见于张仲景《金匮要略·血痹虚劳病脉证并治》，曰："虚劳里急，诸不足，黄芪建中汤主之。"隋代巢元方《诸病源候论·虚劳病诸候》曰："夫虚劳者，五劳、六极、七伤是也。"紧接着分别介绍了五劳、六极、七伤的症状和体征，杂合了脏腑辨证和气血精津液辨证。后世医家在此基础上进行总结、发散。《景岳全书·虚损》将虚劳证候概括为精虚和气虚两证，等同于阴虚和阳虚。《杂病源流犀烛·虚损劳瘵源流》认为虚劳不仅关乎五脏，又应当分为气、血、阴、阳的虚损。《不居集》将虚劳证候归于胃气虚一端。《医宗必读·虚劳》尤其重视脾肾两虚的证候。《理虚元鉴·治虚有三本》在脾、肾的基础上再加入肺脏，构成肺、脾、肾三脏俱虚的证候。但虚劳病并非全是虚证，也有医家认识到了因虚致实、虚实夹杂的情况。患者脏腑气血亏虚亦会导致实邪内生,同时内生之实邪阻碍脏腑功能,引起脏腑的亏虚,互为因果,恶性循环。《金匮要略·血痹虚劳病脉证并治》强调虚劳后期因精血虚极、瘀血内结而成"干血劳"。

**2.近代医家对癌因性疲乏的认识**

及至近代,中医界诸多医家在继承古人的认识上,又对癌因性疲乏的证候进行了深入的研究。现代中医研究认为,癌因性疲乏的证候有如下特点。

(1)虚是主体,明辨五脏气血阴阳。有学者认为,气血阴阳亏损是癌因性疲乏的主要病机,辨证以气血阴阳为纲、五脏虚证为目,将癌因性疲乏分为气血不足、脏腑亏虚、气滞血瘀、阴虚火旺、痰湿凝聚、阴阳失调六个证型。

(2)兼顾虚中夹实。一般认为,癌因性疲乏以虚证为主,但同时存在虚中夹实的证候,这里的实常指气滞、血瘀、痰湿、热毒四种。

(3)肝郁证受关注。虚劳的肝郁证型在古代医家中鲜有涉猎,随着对疾病认识的深入以及情绪致病等学说的兴起,近些年来,肝郁证逐渐受到学者的重视,并得到相关研究提供的证据支持。①中医学认为,肝主调畅情志,肝气郁滞则出现相关的情志病变。患者临床多表现出情绪低落、食欲缺乏、胁腹胀、脉弦等典型的肝郁证候,而癌因性疲乏本身与患者主观感受息息相关,因此,这又可能加重癌因性疲乏病情。②临床应用疏肝解郁法治疗癌因性疲乏有效,很多医家从肝脾论治收到较好的疗效。

**(二)中医治则**

辨证应以气血阴阳为纲,五脏虚证为目,由于气血同源,阴阳互根,五脏相关,故应同时注意气血阴阳相兼为病及五脏之间的相互影响,补益是治疗的基本治则。

## 六、辨证论治

### (一)气血两虚证

**1.证候表现**

面色苍白或萎黄,头晕目眩,四肢倦怠,气短懒言,心悸怔忡,饮食减少,舌淡,苔薄白,脉细弱或虚大无力。

**2.病机分析**

久病失治,或病后失调,或失血过多。

**3.治法**

益气补血。

4.方药

八珍汤加减。人参,白术,白茯苓,当归,川芎,白芍,熟地黄,炙甘草。加生姜3片,大枣5枚,水煎服,日一剂,分两次服。

5.分析加减

方中人参与熟地相配,益气养血,共为君药。白术、茯苓健脾渗湿,助人参益气补脾。当归、白芍养血和营,助熟地滋养心肝,均为臣药。川芎为佐,活血行气,使地、归、芍补而不滞。炙甘草为使,益气和中,调和诸药。若以血虚为主,眩晕心悸明显者,可加大地、芍用量;以气虚为主,气短乏力明显者,可加大参、术用量;兼见不寐者,可加酸枣仁、五味子。

**(二)气阴两虚证**

1.证候表现

津液亏损,咽干口渴,干咳痰少而粘,或发热,舌红少苔,脉细数。

2.病机分析

大病日久,燥伤肺胃阴分。

3.治法

清养肺胃,生津润燥。

4.方药

沙参麦冬汤加减。沙参、玉竹、生甘草、冬桑叶、麦冬、生扁豆、天花粉。水煎服,日一剂,分两次服。

5.分析加减

方中沙参、麦冬清养肺胃,玉竹、天花粉生津解渴,生扁豆、生甘草益气培中、甘缓和胃,配以桑叶,轻宣燥热,合而成方,有清养肺胃、生津润燥之功。形寒肢冷表现肾阳虚的症状者,加熟地、附子温中滋阴;不欲饮食,慢性腹泻,加厚朴、茯苓、山药、葛根健脾燥湿生津;腹胀者,加陈皮、枳壳、砂仁温脾理气;心中嘈杂、反酸者,加煅瓦楞子、海螵蛸温胃制酸;伴有嗳气、恶心者,加旋覆花、柿蒂、沉香降气止呕;有灼痛者,加石斛、白芍、延胡索、川楝子缓急止痛。

**(三)脾虚湿盛证**

1.证候表现

脾胃虚弱,食少便溏,四肢乏力,形体消瘦,胸脘痞塞,腹胀肠鸣,面色萎黄,舌苔白腻,脉细缓。

2.病机分析

大病日久,或大病日后,脾胃虚弱,脾失健运,水谷不化,清浊不分。

3.治法

益气健脾,渗湿止泻。

4.方药

参苓白术散加减。莲子肉,薏苡仁,砂仁,桔梗,白扁豆,白茯苓,人参,炙甘草,白术,山药。水煎服,日一剂,分两次服。

5.分析加减

方中人参、白术、茯苓益气健脾渗湿为君。配伍山药、莲子肉助君药以健脾益气,兼能止泻;并用白扁豆、薏苡仁助白术、茯苓以健脾渗湿,均为臣药。更用砂仁醒脾和胃,行气化滞,是为佐药。桔梗宣肺利气,通调水道,又能载药上行,培土生金;炒甘草健脾和中,调和诸药,共为佐使。若兼里寒而腹痛者,加干姜、肉桂以温中祛寒止痛。

**(四)脾胃气虚证**

1.证候表现

面色萎黄,语声低微,气短乏力,食少便溏,舌淡苔白,脉虚弱。

2.病机分析

脾胃气虚,运化乏力。

3.治法

益气健脾。

4.方药

四君子汤。人参,白术,茯苓,炙甘草。水煎服,日一剂,分两次服。

5.分析加减

方中人参为君,甘温益气,健脾养胃。臣以苦温之白术,健脾燥湿,加强益气助运之力;佐以甘淡茯苓,健脾渗湿,苓术相配,则健脾祛湿之功益著。使以炙甘草,益气和中,调和诸药。四药配伍,共奏益气健脾之功。若呕吐,加半夏以降逆止呕;胸膈痞满者,加枳壳、陈皮以行气宽胸;心悸失眠者,加酸枣仁以宁心安神;若畏寒肢冷,脘腹疼痛者,加干姜、附子以温中祛寒。烦渴,加黄芪;胃冷,呕吐涎味,加丁香;呕逆,加藿香;脾胃不和,倍加白术、姜、枣;脾困,加人参、木香、缩砂仁;脾弱腹胀,不思饮食,加扁豆、粟米;伤食,加炒神曲;胸满喘急,加白豆蔻。

**(五)阳虚气陷证**

1.证候表现

头晕目眩,视物昏蒙,耳鸣耳聋,少气懒言,语声低微,面色萎黄,食欲缺乏便溏,舌淡脉弱;或身热,自汗,渴喜热饮,气短乏力,舌淡而胖,脉大无力。

**2.病机分析**

大病日久,饮食劳倦,损伤脾胃,清阳下陷。

**3.治法**

补中益气,升阳举陷。

**4.方药**

补中益气汤。黄芪,人参(党参),白术,炙甘草,当归,陈皮,升麻,柴胡,生姜,大枣。水煎服,日一剂,分两次服。

**5.分析加减**

方中黄芪味甘微温,入脾肺经,补中益气,升阳固表,故为君药。配伍人参、炙甘草、白术,补气健脾为臣药。当归养血和营,协人参、黄芪补气养血;陈皮理气和胃,使诸药补而不滞,共为佐药。少量升麻、柴胡升阳举陷,协助君药以升提下陷之中气,共为佐使。炙甘草调和诸药为使药。若兼腹中痛者,加白芍以柔肝止痛;头痛者,加蔓荆子、川芎、藁本、细辛以疏风止痛;咳嗽者,加五味子、麦冬以敛肺止咳;兼气滞者,加木香、枳壳以理气解郁。

## 七、中成药治疗

### (一)八珍颗粒冲剂

**1.主要成分**

党参,白术(炒),茯苓,甘草,当归,白芍,川芎,熟地黄,辅料为蜂蜜。

**2.功能**

补气益血。

**3.主治**

用于气血两虚,面色萎黄,四肢乏力。

**4.用法**

一次 3.5 g,一天 3 次,口服、

### (二)河车大造丸

**1.主要成分**

紫河车,熟地黄,天冬,麦冬,杜仲(盐炒),牛膝(盐炒),黄柏(盐炒),龟甲(制)。

**2.功能**

滋阴清热,补肾益肺。

3.主治

用于肺肾两亏,虚劳咳嗽,骨蒸潮热,盗汗遗精,腰膝酸软,伴有疲乏者。

4.用法

水蜜丸一次 6 g,小蜜丸一次 9 g,大蜜丸一次 1 丸,一天 2 次,口服。

### (三)参苓白术丸

1.主要成分

人参,茯苓,白术(麸炒),山药,薏苡仁(炒),莲子,白扁豆(炒),砂仁,桔梗,甘草。

2.功能

健脾,益气。

3.主治

用于体倦乏力,食少便溏。

4.用法

一次 6 g,一天 2 次,口服。

### (四)参芪扶正注射液

1.主要成分
党参,黄芪。

2.功能
益气扶正。

3.主治

用于肺癌和胃癌证属气虚者的辅助治疗。与化疗合用有助于提高疗效和保护血象,并能提高气虚患者的免疫功能,改善气虚症状及提高生活质量。

4.用法

静脉滴注,一次 250 mL,一天 1 次,疗程 21 天;与化疗合用,在化疗前三天开始使用,疗程可与化疗同步结束。

### (五)复方阿胶浆

1.主要成分
阿胶,人参,熟地黄,党参,山楂。

2.功能
补气养血。

**3.主治**

用于肿瘤患者之气血两虚证,头晕目眩,心悸失眠,食欲缺乏及贫血。

**4.用法**

口服。一次 20 mL(1 支),一天 3 次。

## 八、饮食调理

### (一)气血两虚证

补虚正气粥适用于劳倦内伤,五脏虚衰,年老体弱,久病赢瘦,心慌气短,体虚自汗,慢性泄泻,脾虚久痢,食欲缺乏,气虚浮肿等一切气衰血虚之症。

**1.配方组成**

炙黄芪 20 g,党参 10 g、粳米 100 g、白糖适量。

**2.制法**

将炙黄芪、党参、粳米煮好后再加适量白糖。

### (二)脾胃气虚证

黄芪母鸡汤适用于治疗面色萎黄、少气乏力、食欲缺乏食少、健忘失眠、小便不利、舌质淡、苔薄白等症状。

**1.配方组成**

黄芪片 50 克,母鸡 1 只,葱白、生姜、细盐各适量。

**2.制法**

(1)将母鸡宰杀,去毛,除内脏,洗净备用。

(2)将母鸡同黄芪、葱、姜一同放入。

(3)砂锅内,加水煨至烂熟;捞去黄芪及葱姜,加入少量细盐,再焖 15 分钟左右即可。

# 第四节　癌因性水肿

## 一、概述

水肿是指体内水液潴留,泛滥肌肤,引起眼睑、头面、四肢、腹背甚至全身泛肿,严重者伴有胸腔积液、腹水等。轻度水肿单靠视诊不易发现。用手指按压发生凹陷不能很快恢复,亦称为凹陷性水肿。需与指压后无组织凹陷的黏液性水肿及象皮肿相鉴别。癌因性水肿可分全身性和局部性水肿。

多种癌症晚期都可以引起全身性水肿,主要原因是癌症后期严重营养不良、恶病质、低蛋白低蛋白血症等,使血浆胶体渗透压降低,引起组织水肿;癌症造成心、肝、肾等脏器功能受损,血液循环及水液代谢异常,引起水肿。癌肿侵袭,压迫血管、淋巴管,以及肿瘤的创伤性治疗,影响血液、淋巴液回流,可引起局部水肿。如肺癌、纵隔原发或转移肿瘤等压迫上腔静脉引起头面、颈、一侧上肢水肿,即上腔静脉综合征;腹腔、盆腔肿瘤浸润可引起腹水;乳腺癌根治术后淋巴液回流障碍引起患侧手臂水肿等。

全身性水肿又可分为心源性水肿、肾源性水肿、肝源性水肿及营养不良性水肿。局部性水肿在肿瘤患者为肿瘤压迫、癌栓阻塞或治疗创伤引起的静脉、淋巴回流受阻所致的上腔静脉综合征、局部肢体水肿、胸腔积液、腹水等。癌性水肿的根本治疗应是抗肿瘤治疗,病根不除,水肿不能彻底消除。在中晚期肿瘤患者,肿瘤已不能根治,可结合内外科治疗手段,利水消肿,以图缓解症状,提高生存质量,延长生命。

## 二、中医认识

### (一)中医病因、病机

癌症引起的水肿初起多为阳水,且以局部水肿为主;到晚期则转为阴水,常表现全身水肿。中医认为,癌症引起的水肿病机主要为正虚邪侵,瘀血阻滞,损伤三焦水道,肺、脾、肾功能失调,水液输布失司,水湿内停。

### (二)中医治则

治疗分阴阳,以发汗利尿、健脾温肾、化瘀降浊为主,并综合运用中西医治疗方法。

## 三、中西医结合治疗

### (一)营养不良性水肿

患者由于长期厌食,摄入不足,吸收障碍,能量消耗增加,蛋白质合成减少和不正常丢失,引起低蛋白血症,造成营养不良性水肿。

#### 1.西医治疗

此类患者可予静脉输入葡萄糖、人血清蛋白、复方氨基酸、脂肪乳剂、血浆等,鼓励摄入高蛋白质饮食,使血浆蛋白升高,提高血液胶体渗透压,使水肿缓解。

2.中医治疗

中药常用参苓白术散、补中益气汤、归脾汤加减,以健脾益气,祛湿消肿。可适当结合利尿剂,一般选用中效利尿剂,并注意补充电解质。

**(二)心、肾、肝源性水肿**

恶性肿瘤晚期,造成心、肝、肾功能改变。心功能不全,循环血量减少,肾血流量减少,继发性醛固酮增多,水钠潴留,以及静脉瘀血,组织液回吸减少,造成水肿,首先出现于身体下垂部分。肾功能减退,水钠潴留,水液代谢障碍,也造成水肿。肝癌、肝硬化腹水,肝功能减退,门脉高压及低蛋白血症,亦形成水肿。

1.西医治疗

治疗均宜限制钠盐,使用利尿剂对症治疗。心功能不全可用洋地黄类强心剂纠正心力衰竭,促进血液循环。肝功能不全腹水,可用门冬氨酸钾镁等;腹水量多,限制钠盐摄入,输入血浆清蛋白等。肾功能不全,少尿无尿,应限制蛋白质摄入量,避免再使用肾毒性抗癌药。用利尿剂的同时,注意纠正水、电解质失衡,纠正高钙血症、高尿酸血症。急性肾衰竭,必要时须结合透析治疗。

2.中医治疗

中医中药治疗,当辨证论治:心气不足,用归脾汤。心阳不振,用真武汤。心阳欲脱,呈休克状态,予参附针剂静脉给药,并合用西药升压急救。肝郁气滞,水湿内停,用柴胡疏肝散合胃苓汤。肾阳不足,用济生肾气丸、金匮肾气丸、真武汤、温脾汤。尿毒症,浊邪上逆,呕吐严重,汤药难入,可用清热解毒、祛瘀泄浊药物煎汤灌肠(生大黄 6～9 g、黑大豆 30 g、生甘草 3 g,或生大黄 7～12 g、白花蛇舌草 30 g、六月雪 30 g、牡蛎 30 g,丹参 10 g,煎成 150 mL,灌肠,每天 1～2 次)。

**(三)上腔静脉综合征**

主要表现面颈、上肢和胸部肿胀、淤血,呼吸困难,甚则发展至缺氧和颅内压增高。由胸内肿瘤压迫上腔静脉引起,多见于肺癌、恶性淋巴瘤、胸腺癌、乳腺癌纵隔淋巴转移等。

1.西医治疗

(1)一般处理:让患者半卧位躺卧及吸氧,限制水、钠摄入,适当利尿;激素能抑制正常组织内的炎性反应,从而减轻压迫;使用止痛与镇静剂;若患者处于高凝状态,可采取抗凝治疗;通过患者下肢静脉进行输液,以免加重症状及导致静脉炎。

(2)放疗:主要的治疗方法,根据肿瘤的类型、病变程度来决定放射总量。

（3）化疗：对于化疗敏感的肿瘤如恶性淋巴瘤、小细胞肺癌应首选化疗。选择较为敏感的、作用快的周期非特异性药物，结合内科及中医药治疗，可使病情逐步改善。放疗、化疗及中医药联合应用效果较好。此外，尚有手术、放置静脉支架等治疗方法。待患者病情稳定后，可按原发肿瘤选择进一步抗肿瘤治疗的方案。

2.中医治疗

（1）水饮结胸证。

证候表现：咳喘胸满，痰白量多，面颈肿胀，声音嘶哑，舌淡红，苔白，脉滑弦。

病机分析：外邪犯肺，肺失宣发，饮结胸胁。

治法：宣肺利水，逐饮平喘。

方药：葶苈大枣泻肺汤（《金匮要略》）或十枣汤（《伤寒论》）加减。葶苈子，桑白皮，槟榔，车前子，猪苓，泽泻，麻黄，杏仁，大枣，甘遂。水煎服，日一剂，分两次服。

分析加减：葶苈子泻肺逐水，佐以大枣和中扶正；桑白皮泻肺平喘；槟榔行气利水；车前子清肺化痰；猪苓、泽泻同用，增强利水渗湿之力；麻黄发汗平喘利水；杏仁止咳平喘；甘遂泻水逐饮。痰热上扰、痰涎壅盛者，本方合温胆汤可获良效；舌苔白腻者，合用苓桂术甘汤；若伴有胸痛、寒热往来者，合小柴胡汤；胸满甚者，合小陷胸汤或柴陷汤；便秘胁痛甚而舌苔黄干或黄腻者，加大黄或合大柴胡汤。

（2）血瘀胸胁证。

证候表现：咳嗽气短，喘憋气促，不能平卧，颈部颜面肿胀，声音嘶哑，面色青紫，颈部青筋暴露，胸壁红丝赤缕（静脉曲张），胸胁胀满，舌质暗红或瘀斑，苔白，脉沉涩。

病机分析：瘀血阻于胸胁部脉络，气机郁滞。

治法：活血祛瘀，行气逐水。

方药：血府逐瘀汤（《医林改错》）加减。桃仁，红花，枳壳，赤芍，葶苈子，槟榔，桑白皮，猪苓，泽泻。水煎服，日一剂，分两次服。

分析加减：方中桃仁破血行滞而润燥，红花活血祛瘀以止痛；赤芍助桃仁、红花活血祛瘀；枳壳宽胸行气；葶苈子泻肺逐水；槟榔行气利水；桑白皮泻肺平喘；猪苓、泽泻同用，增强利水渗湿之力。若瘀痛入络，可加全蝎、穿山甲、地龙、三棱、莪术等以破血通络止痛；气机郁滞较重，加川楝子、香附、青皮等以疏肝理气止痛；血瘀经闭、痛经者，可用本方去桔梗，加香附、益母草、泽兰等以活血调经止痛；胁下有痞块，属血瘀者，可酌加丹参、郁金、䗪虫、水蛭等以活血破瘀，消症化滞。

（3）脾肾阳虚证。

证候表现：咳喘、胸闷憋气、端坐呼吸、头面、颈项水肿，颈胸部青筋暴露迂曲，上肢发胀，咳吐黏痰涎液，食欲缺乏，睡眠不稳，大便干结，小便短少，舌质胖大有齿痕，色淡暗，苔白腻，脉满数或弦数。

病机分析：脾肾久病，耗气伤阳，以致肾阳虚衰不能温养脾阳，或脾阳久虚不能充养肾阳，则最终导致脾肾阳气俱虚。

治法：温养脾肾，化气利水，化痰软坚。

方药：济生肾气丸《济生方》合五皮饮《古今医鉴》加减。熟地黄，山药，山茱萸，牡丹皮，泽泻，猪苓，冬瓜皮，大腹皮。水煎服，日一剂，分两次服。

分析加减：方中熟地黄滋补肾阴；山茱萸、山药补肝益脾，化生精血；泽泻、猪苓利水渗湿，并可防熟地黄之滋腻；冬瓜皮利水消肿；大腹皮化湿浊，行气除满；牡丹皮清肝泄热，补中寓泻。水肿腹水、腹胀喘满者，加厚朴以行气除满；肾不纳气，加五味子、沉香以助纳气归肾。

**四、饮食调理**

脾肾阳虚证：冬瓜鸡汤、茯苓鱼汤都能健脾益气、利水消肿。

**(一)冬瓜鸡汤**

1.配方组成

泽泻、车前子各 6 g，茯苓、薏苡仁各 9 g，红枣 5 粒，冬瓜 1 块，鸡胸肉 100 g，香菇丁半杯，干贝 3 粒，胡萝卜丁半杯，竹笋丁半杯，盐 1 茶匙，生姜 2 片，米酒半匙。

2.制法

把泽泻、茯苓、薏苡仁、车前子等中药材放入锅中，加入 2 杯清水，以小火熬煮至剩 1 杯量后，过滤取药汁备用；红枣去籽切成细块，冬瓜、鸡胸肉切成块状，之后把干贝用热水泡软，然后后用手撕成细丝。另起一锅，放入冬瓜、鸡胸肉、竹笋丁、香菇丁、干贝、胡萝卜丁、生姜、红枣、药汁等，加入 4 杯清水，放入电饭锅内蒸熟，最后加入盐、米酒调味即可食用。

**(二)茯苓鱼汤**

1.配方组成

茯苓 15 g，红枣 15 粒，鲤鱼一尾，冬瓜半斤，糖 1 小匙，生姜片 6 片。

2.制法

茯苓、红枣去籽后放入锅中,加入 2 杯清水,用小火熬煮至剩 1 杯量,过滤取药汁备用。鲤鱼去鳃、内脏后洗净,冬瓜去皮切块,接着把食材跟生姜一起放入锅中,加入药汁、糖、3 杯清水,小火慢煮至鱼熟、瓜烂后即可食用。

# 第五节　癌因性营养不良

癌因性营养不良又被称为"恶病质"。这是指一种在癌症患者中存在的综合征,其症状表现复杂,特点包括进展缓慢,患者会发生无意识的体重下降,经常有饱腹感和感到疲倦乏力等。

恶性肿瘤患者出现体重下降是相当普遍的现象,超过 80% 的晚期患者都出现不同程度的营养不良。淋巴瘤、白血病、乳腺癌及某些软组织肉瘤患者,出现体重下降情况的概率较低;而结肠癌、肺癌患者发生体重下降的风险会稍高一些;胰腺癌和肝癌患者的癌因性营养不良发生率可高达 60%。

据统计,有 4%～23% 的患者最终死于癌因性营养不良。因此,应尽一切可能来治疗和采取预防手段阻止或延缓癌因性营养不良的发生。

## 一、诊断

至今对本病最低程度和最早时间的界定还没有明确,亦无统一的诊断标准。终末期癌因性营养不良很难逆转。明确其诊断将有利于癌因性营养不良的早期治疗而改善预后。目前,临床参考以下标准进行诊断。

### (一)临床表现

癌症患者 3～6 个月体重较前下降超过 5% 者(2分),有厌食、贫血,水肿、衰竭等不同症状者(1分),上臂三角肌、下肢腓肠肌周长 3～6 个月较前缩短 10% 者(1分),基础代谢率增加大于 5% 者(1分)。

### (二)实验室检查

IL-6、TNF-a 水平明显升高者(2分),尿中蛋白分解诱导因子(PIF)、脂肪动员因子(LMF)阳性者(2分),血常规、生化全项中有贫血、低蛋白及高脂血症者(1分)。

### (三)影像学

X线影像显示明显脂肪肌肉组织减少(0.5分),PET呈现明显的机体高代谢状态(0.5分)。

### (四)其他

泛素mRNA水平增高者(2分),阳性急性相反应剂如CRP纤维蛋白原增高(2分);血清瘦素水平降低(1分)。

以上各项评分>5分者可初步诊断为CC。

CC分级标准:①Ⅰ级,症状轻,未出现明显体重下降及消耗(5分);②Ⅱ级,生活能自理,症状相对明显(7分);③Ⅲ级,出现明显的CC表现,体重下降超过15%,部分生活自理(10分);④Ⅳ级,极度消耗状态,白天卧床时间大于70%,体重下降超过30%,TPN亦不能维持(12分)。

## 二、西医治疗

### (一)营养支持治疗

尽管单纯的营养支持难以完全逆转癌因性营养不良的发生和进程,但通过增加营养物质的摄入,在一定程度上可以缓解这一进程。营养支持可以维持机体营养和功能状况,提高患者对各种抗肿瘤治疗的敏感性和耐受力,延缓癌因性营养不良进程,改善生活质量。

### (二)药物治疗

#### 1.激素类

这类药物能够刺激癌症恶病质患者的食欲,增加进食,改善其精神状态,从而提高其生活质量和延长其生存时间。目前公认的这类药物主要有糖皮质激素和孕激素。糖皮质激素广泛用于与癌因性营养不良相关的治疗。研究显示,糖皮质激素的有效作用最多持续4周,这些作用包括促进食欲、改善体力状态和控制疼痛等,但是这些研究显示并不能增加患者体重。

孕酮是治疗癌症厌食-恶病质综合征最有效和最安全的药物。高剂量孕酮如甲基孕酮和甲地孕酮,能够改善大约70%患者的食欲,其中接近20%患者的体重增加。

#### 2.同化激素类药物

这些药物包括生长激素、胰岛素样生长因子、睾酮、二氢睾酮和睾酮类似物,它们都能够促进蛋白质合成或者抑制蛋白质分解。

**3.细胞因子拮抗剂**

TNF-a、IL-1 和 IL-6 的单克隆抗体和细胞因子受体拮抗剂通过在体内相应的细胞因子或与相应细胞因子竞争结合受体而起到改善恶病质作用。此外，沙利度胺具有较强的抑制血管新生和免疫调节作用，在肿瘤患者中应用沙利度胺能有效减少放化疗所致的恶心、呕吐等反应，并有助于改善睡眠质量、增加食欲。

**4.二十碳五烯酸（EPA）**

EPA 是一种多聚不饱和脂肪酸，可抑制蛋白质降解及 PGE 的作用，减少血浆游离脂肪酸，抑制恶病质的发生发展，减少骨骼肌的缺失，同时有抑制肿瘤生长的作用。

**5.其他**

（1）褪黑激素（N-乙酰-5-氧基色胺）是由松果体分泌的激素，参与调节机体生物钟和细胞分化增殖。

（2）促红细胞生成素（EPO）可改善肿瘤恶病质患者疲劳现象，同时纠正贫血。但亦有研究发现，头颈部肿瘤患者应用 EPO 后，出现肿瘤进展现象。关于临床使用有待于进一步评价。

（3）非甾体抗炎药（吲哚美辛）是环氧合酶抑制剂，能够抑制癌症恶病质相关的炎症细胞因子，改善恶病质状态，提高患者的生活质量。

（4）神经肽（NPY）是最有效的刺激摄食的缩氨酸，通过一个相互连接的促进食欲的网络起作用。其可通过本身刺激摄食，也可能通过刺激其他缩氨酸的释放而刺激摄食活动。

（5）5-脱氧氟尿嘧啶可以抑制 KPL-4 肿瘤组织中及血浆中 IL-6 的水平，从而改善血糖下降、体重减轻等恶病质症状，同时可抑制肿瘤生长。

（6）支链氨基酸（BCAA）是一种中性氨基酸，临床上对物质代谢有影响。它对厌食和体重下降的患者有刺激进食、抗骨骼肌消耗和体重下降的作用。

**三、中医认识**

**（一）中医病因、病机**

癌因性营养不良应属于中医"虚劳"的范畴，脏腑功能障碍食欲缺乏、消瘦等症状乃是由于患者久病不愈，气血阴阳不足，脏腑功能衰竭，脾失运化，肌肤失于濡养所致。《素问·玉机真藏论》曰："大骨枯槁，大肉陷下，胸中气满，喘息不便，其气动形，期六月……"

## (二)中医治则

在治疗上以益气养血、滋阴温阳为原则。

## 四、辨证论治

### (一)气血两虚证

1.证候表现

面色淡白,唇甲色淡,头晕耳鸣,神疲乏力,心悸气短,动则尤甚,失眠多梦,舌淡苔白,脉虚大无力。

2.病机分析

癌病日久或病后失调,或失血过多,耗伤气血。

3.治法

益气养血,扶正固本。

4.方药

八珍汤(《正体类要》)加减。党参,白术,茯苓,熟地,白芍,当归,黄芪,首乌,黄精,炙甘草。水煎服,日一剂,分两次服。

5.分析加减

方中党参与熟地相配,益气养血,共为君药。白术、茯苓健脾渗湿,助党参益气补脾。当归、白芍养血和营,助熟地滋养心肝,均为臣药。黄芪补气升阳,助党参、白术益气补脾,助当归补气生血。首乌补益精血,黄精补脾益气,为佐药。炙甘草为使,益气和中,调和诸药。若以血虚为主,眩晕心悸明显者,可加大地、芍用量;以气虚为主,气短乏力明显者,可加大参、术用量;兼见不寐者,可加酸枣仁、五味子。

### (二)脾肾阳虚证

1.证候表现

头晕乏力,腰膝酸软,耳鸣健忘,形寒肢冷,面目水肿,纳呆腹胀,大便溏稀,舌淡胖,脉细弱无力。

2.病机分析

脾肾久病,耗气伤阳,以致肾阳虚衰不能温养脾阳,或脾阳久虚不能充养肾阳,则最终导致脾肾阳气俱虚。

3.治法

温阳健脾,补血生精。

**4.方药**

右归丸(《景岳全书》)加减。附子,肉桂,熟地,山药、山茱萸、枸杞子,杜仲,菟丝子,当归,鹿角胶(烊化)。水煎服,日一剂,分两次服。

**5.分析加减**

右归丸用六味地黄丸去"三泻",合以当归、菟丝子、枸杞子以补益精血,附子、肉桂、鹿角胶、杜仲温壮命门,借"阴中求阳"则补阳之功甚捷,主要用于治疗肾阳亏虚,精血不足之证。阳衰气虚者,加人参、黄芪;阳虚滑精、大便溏泻者,加补骨脂、覆盆子;肾虚泄泻不止者,加肉豆蔻、五味子;饮食减少或不易消化,或反胃、吞酸,加干姜;阳痿者,加巴戟、肉苁蓉、胡桃仁。

### (三)肝肾阴虚证

**1.证候表现**

头晕乏力,面色苍白,腰膝酸软,耳鸣健忘,潮热盗汗,五心烦热,口干咽燥,舌红少苔,脉细数无力。

**2.病机分析**

真阴不足,精髓亏损,虚热内扰。

**3.治法**

滋阴补肾,填精益髓。

**4.方药**

左归丸(《景岳全书》)加减。熟地,山药,山茱萸,枸杞子,阿胶(烊化),菟丝子,牛膝,鹿角胶(烊化),当归,黄芪。水煎服,日一剂,分两次服。

**5.分析加减**

方中重用熟地滋肾填精,大补真阴,为君药。山茱萸养肝滋肾,涩精敛汗;山药补脾益阴,滋肾固精;枸杞补肾益精,养肝明目;阿胶滋阴;黄芪补气升阳;当归补血活血;鹿角胶为血肉有情之品,峻补精髓,均为臣药。菟丝子、牛膝益肝肾,强腰膝,健筋骨,俱为佐药。诸药合用,共奏滋阴补肾,填精益髓之效。

若真阴不足、虚火上炎者,去枸杞子、鹿角胶,加女贞子、麦门冬以养阴清热;火烁肺金、干咳少痰者,加百合以润肺止咳;夜热骨蒸者,加地骨皮以清热除蒸;小便不利、不清者,加茯苓以利水渗湿;大便燥结者,去菟丝子,加肉苁蓉以润肠通便;兼气虚者,可加人参以补气。

## 五、饮食调理

### (一)气血两虚证

八珍鸡汤适用于肿瘤手术及放化疗后红、白细胞计数下降等。

1.配方组成

母鸡 1 kg,当归、白芍、熟地、川芎、白术、甘草各 6 g,党参、茯苓各 10 g,生姜 3 片,调料适量。

2.制法

将鸡肉洗净,切块,放砂锅中,加生姜、药材(用布包)及清水适量,武火煮沸后,转文火炖至鸡肉烂熟,去药包,加食盐即成。

### (二)脾虚证

八宝粥适用于肿瘤手术或放、化疗后食欲下降、食后腹胀、腹泻等。

1.配方组成

党参、白术各 15 g,茯苓、山药、芡实、莲子、薏米各 50 g,大枣 10 枚,糯米 100 g,白糖适量。

2.制法

将莲子去心,诸药加水适量,煮 30 分钟,滤去药渣,加糯米、白糖煲粥。

### (三)肝肾亏虚证

桑葚膏适用于肿瘤患者接受各种治疗后体质虚弱、肝肾亏损、口干喉痒、大便干结、面唇红赤等。

1.配方组成

鲜红熟桑葚 400 g,蜂蜜 50 g,冰糖 50 g。

2.制法

将桑葚洗净,用榨汁机榨汁,然后将汁液置于砂锅内煮,待体积减小一半时加入蜂蜜和冰糖继续煮,不停搅拌,熬透后装入瓶内,冷却后即成膏状。早晚各 2 汤匙,温开水冲服。

# 第六节　骨髓抑制

肿瘤患者的骨髓抑制,除肿瘤侵犯骨髓,损害骨髓的功能外,主要发生在肿瘤患者治疗过程中采用的放疗、化疗等治疗对骨髓的抑制。随着肿瘤研究的深入,肿瘤的治疗方法也逐渐增多,治疗方案更加个性化,但最常用的仍然是化疗和放疗。化疗和放疗在杀伤癌细胞的同时,也会对机体的骨髓造血系统和造血微环境造成损伤。骨髓抑制可导致患者的化疗药物剂量降低、化疗时间推迟以致终止化疗,影响肿瘤治疗效果,缩短生存期,增加医疗费用。

本病临床以支持对症治疗为主,常规疗法有西药口服、成分输血、集落刺激因子注射等。中医疗法具有稳定性强、不良反应小的特点,可以单独用于化疗引起的骨髓抑制的防治,亦可和集落刺激因子注射联合或序贯使用,提高总体疗效。

## 一、西医病机

各类血细胞均起源于造血干细胞,之后形成各系定向祖细胞,定向祖细胞已经限定了进一步分化方向,从原始的粒细胞到分化成熟的粒细胞经历了早幼粒细胞、中幼粒细胞和晚幼粒细胞,最后发育为成熟的粒细胞进入到血液中。从原始粒细胞到发育成熟的粒细胞需要 7～14 天。正常骨髓每天产生中性粒细胞,并释放到循环血液中来维持血细胞的数目的稳定。骨髓中储备的中性粒细胞是外周血中的 12～20 倍,在疾病或感染发生时,骨髓中的中性粒细胞数被释放到外周循环的血液中。当血液中的中性粒细胞数减少时,机体抵抗力降低,容易发生感染。中性粒细胞半衰期 8～12 小时,因此骨髓必须不断产生中性粒细胞,补充到循环血液中。放化疗抑制骨髓造血功能,成熟的中性粒细胞凋亡后不能得到及时的补充,导致循环中的中性粒细胞数减少。各种药物和治疗方法对骨髓的巨核细胞的抑制作用可导致血小板生成不足或过度破坏。循环血液中红细胞的半数生存期为 120 天,所以放化疗对红细胞抑制不明显,或出现晚。

## 二、诊断

肿瘤治疗中,如果应用了对骨髓有抑制作用的治疗方法,当循环血液中血细胞计数低于正常范围,即可诊断骨髓抑制。

## 三、西医预防与治疗

### (一)白细胞减少症的治疗

化疗引起的白细胞计数减少是最常见的骨髓抑制。白细胞计数$<4.0\times10^9/L$ 为白细胞减少症。中性粒细胞计数$<2\times10^9/L$ 为中性粒细胞减少症,$<0.5\times10^9/L$ 为中性粒细胞缺乏症。中性粒细胞减少伴有发热,体温大于

38 ℃,称为中性粒细胞减少性发热(FN)。中性粒细胞的减少的程度和持续时间与患者感染风险和死亡风险密切相关。当白细胞计数低于 $3\times10^9/L$,需要停止化疗,给予相应的治疗,待白细胞计数恢复正常或＞$3\times10^9/L$ 再继续化疗。对于中性粒细胞减少性发热可以应用抗生素治疗。

中性粒细胞减少症的发生风险与化疗方案显著相关,对于初治者发生 FN 的发生率＞20%的化疗方案、既往化疗周期中发生过 FN 的患者,建议预防性应用重组人粒细胞集落刺激因子(rhG-GSF)或聚乙二醇化重组人粒细胞集落刺激因子(PEG-rhG-GSF)。

1.预防性使用 G-GSF(PEG-rhG-GSF 和 rhG-GSF)

(1)rhG-CSF:化疗后次日至化疗后 3～4 天开始使用 rhG-CSF,5 $\mu g/kg$,皮下或静脉注射,1 天 1 次,持续用药,直到中性粒细胞从最低点恢复至正常或接近正常水平。

(2)PEG-rhG-GSF:每周期化疗后次日使用 1 次(不建议在化疗前 14 天到化疗后 24 小时内用药),固定计量 6 mg,每个化疗周期使用 1 次,周化疗不建议使用。

对于接受预防性使用 rhC-CSF 的患者出现 FN 后,应继续应用 rhG-CSF 治疗。对于接受过预防性 PEG-rhG-GSF 的患者不建议再次给予 rhG-GSF 治疗,如果中性粒细胞＜$0.5\times10^9/L$ 持续时间≥3 天,可以给予 rhG-GSF 进行补救治疗。

2.抗感染治疗

对于 FN 和Ⅳ度白细胞计数减少的患者无论发热与否,都应予以预防性应用抗生素,予以隔离并做好个人防护,避免因为粒细胞缺乏而引起感染。对于不伴有感染和发热的患者给予青霉素类抗生素预防感染,当发生感染或发热时使用第三代头孢菌素或碳青霉烯类广谱抗生素,如有真菌感染加用抗真菌的药物。

3.监测与健康宣教

对粒细胞减少的患者,除了积极治疗外,对患者的健康教育及监测也非常重要。粒细胞减少如果没有发热,患者没有明显的临床表现,应嘱咐患者每周复查1～2 次血常规,检测白细胞和中性粒细胞的水平,化疗后 7～14 天自行监测体温,当发现 FN 症状尽快就诊。

**(二)血小板减少症的治疗**

包括输注血小板和给予促进血小板生长的因子。促进血小板生长的因子有重组人白细胞介素Ⅱ、重组人血小板生成素(rhTPO)、TPO 受体激动剂罗米司汀和艾曲泊帕。

（1）输注血小板：Ⅱ度血小板减少伴有出血倾向和Ⅳ度血小板减少（无论是否伴有出血倾向）均应输注血小板。在进行颅脑手术时，要求血小板计数≥100×$10^9$/L，在其他侵入性操作时要求血小板计数≥50×$10^9$/L。一般首次输注2个单位血小板，随后隔天1个单位，尽量使血小板计数＞50×$10^9$/L，使血小板计数维持在安全范围。输注血小板是治疗血小板减少症最快速有效的方法，但有可能因输血而感染血液传播性疾病的风险，而且还可能产生血小板抗体，导致血小板输注无效或输注后免疫反应。

（2）在没有血小板输注指征的血小板减少症患者，在血小板计数＜75×$10^9$/L时可以用rhTPO，可于化疗结束后6～24小时皮下注射，计量为300 U/kg，1次/天，连续应用14天。当血小板计数≥100×$10^9$/L或血小板计数较用药前升高50×$10^9$/L，应及时停药。RhIL-Ⅱ可以降低血小板减少症的严重程度，缩短血小板减少的病程，减少血小板输注。实体瘤患者应在血小板计数（25～75）×$10^9$/L时应用RhIL-Ⅰ。25～50 μg/kg，皮下注射，1天1次，至少连用7天。至化疗抑制作用消失且血小板计数≥100×$10^9$/L或血小板较用药前升高50×$10^9$/L以上时停药。RhIL-Ⅱ的不良反应是可能发生变态反应，肾功能受损者、老年人和心脏病史者要减量。

（3）血小板监测及患者教育：应用rhTPO时定期复查血常规，每周1～2次，必要时隔天1次或每天1次，直到血小板计数≥100×$10^9$/L或血小板计数较用药前升高50×$10^9$/L以上。健康宣教也非常重要，当血小板计数降低＜50×$10^9$/L时嘱咐患者活动要慢，不要猛烈改变体位，防止跌倒，有明显出血倾向时避免刷牙，改成漱口等。

**（三）红细胞抑制的治疗**

一般情况下，血红蛋白≤80 g/L不建议化疗。贫血即可导致对放疗的不敏感又可以使肿瘤演变成侵袭性更强的表型。所以对骨髓抑制引起的贫血要积极干预，提高患者的生活质量，并可以使患者的放化疗继续进行，以达到更好的治疗效果和生存质量。

**1.补充铁剂**

32%～60%肿瘤患者存在绝对性缺铁，而且肿瘤患者还存在铁利用障碍。所以治疗肿瘤患者贫血时要及时补充铁剂。铁剂有静脉和口服两种剂型，静脉补铁利用率高，无胃肠道反应，肿瘤患者推荐使用静脉补铁。

2.促红细胞生成素（ESAs）

ESAs 的应用,能明显地减少输血的需求,并降低输血并发症。在血红蛋白＜90 g/L 可以使用 ESAs,同时要给予补充铁剂,改善肿瘤患者的缺铁状态,并为骨髓造血提供原材料,如果造血原料不足,影响 ESAs 药物的作用。ESAs 使用方法:推荐计量为 3 001 U/kg 或 200 000 U 每周3次;或 36 000 U,每周 1 次,皮下注射,疗程 4～6 周。推荐 ESAs 的治疗目标值为 Hb 100～120 g/L。注意 ESAs 使用时可增加肿瘤患者血栓的风险。

3.输血治疗

当血红蛋白＜60 g/L,或临床紧急纠正缺血状态时,或对 ESAs 无效的严重贫血,或者继续治疗（手术、放、化疗）的患者。无症状的肿瘤性贫血患者血色素目标值在 70～90 g/L,有症状的输血目标是纠正血流动力学稳定或维持在 80～100 g/L。

**四、中医认识**

中医学并无骨髓抑制病名,但根据化疗后所表现的症状,面色苍白,头晕乏力,腰膝酸软,恶心呕吐,食欲缺乏,多梦失眠,烦躁汗出,发热及出血倾向,应将其归为中医学"血虚""虚劳"等范畴。

**（一）中医病因、病机**

中医认为,化疗药物可视为药毒,侵害机体后,可致脏腑气血损伤,尤以肾精受损、脾胃功能失调最为严重。一方面,药毒中伤脾胃,脾胃运化失常,气血生化无源,致气血两虚;药毒伤肾,肾精亏损,精不养髓,髓不化血,以致血液虚少;气血亏虚,进一步发展而致阴阳受损,使气血阴阳俱虚;气虚无以推运血行,阴血亏虚,脉道艰涩,血流不畅,阳虚生内寒,血遇寒则凝滞等,致血液瘀滞骨髓。故本病主要表现在虚、瘀、毒 3 个方面。另一方面,由于人体的气血来源于脾胃水谷精微和肾中精气,若脾虚生化无权则精髓不充,肾虚精气亏损则血源不充,病程日久复感邪毒,可致气阴两伤。因此,本病也被认为是脾肾亏虚,邪毒内蕴,灼伤阴血,气阴两虚为本,虚热为标。

**（二）中医治则**

对于放化疗后骨髓抑制的病机、治疗大法、古医籍之有关记载,医学界多有探讨,并依据中医基础理论,结合临床实践,确定了常用的治疗法则。就出现的证候来看,放化疗后骨髓抑制基本属于中医的气血亏虚证,如常见患者面色苍白、爪甲淡白,心悸短气,舌质淡等。由于"气为血之帅,血为气之母",气血间有着密切关系,气能生血,血的组成及生成过程离不开气和气的运动变化,而且营气和津液是血的主要成分,故诸医家皆以益气养血为治疗常法,如应用黄芪、人参、熟地黄、当归、阿胶之类,直接升高血细胞。脾为后天之本,气血生化之源;肾为先天之本,主骨生髓,藏精,精能生血,精血互生,精血同源,故健脾和胃、益肾填精常与补气养血法同用。健脾和胃常用党参、白术、茯苓、山药等,益肾填精常用补骨脂、淫羊藿、女贞子、鹿角胶、黄精、龟甲等。

治疗肿瘤,中医也多应用活血化瘀之法,选用川芎、桃仁、红花、鸡血藤、地鳖虫等活血化瘀之品,治疗放化疗后骨髓抑制,取得良好疗效。综上所述,益气养血、健脾和胃、补肾填精、活血化瘀为目前治疗放化疗后骨髓抑制的常用大法。

## 五、辨证论治

### (一)气血两虚证

**1.证候表现**

头晕目眩,面色萎黄,面浮肢肿,胸闷心悸,纳呆食少,气短自汗,神疲乏力,纳呆食少。舌淡有齿痕,苔白,脉沉细。

**2.病机分析**

劳倦内伤,血虚气弱,阳气浮越。

**3.治法**

补益气血。

**3.方药**

当归补血汤合补中益气汤加减。当归,生黄芪,太子参,升麻,柴胡,炒白术,木香,熟地,阿胶,龙眼肉,陈皮,炙甘草。水煎服,日一剂,分温两次服。

**5.分析加减**

本证多见于肿瘤治疗过程中粒细胞减少症与贫血患者。方中当归、阿胶、龙眼肉、熟地补血;生黄芪、太子参、炒白术补气;柴胡、升麻升举阳气;陈皮、木香行气,使补而不滞;炙甘草调和诸药。诸药合用,可改善气血两虚症状。若气短乏力明显,可加大生黄芪用量,或改太子参为人参;若心悸、失眠,加麦冬、茯神、炒枣仁、远志以养心安神;自汗、乏力加五味子、麦冬、浮小麦、麻黄根;大便溏稀加白扁豆、茯苓、怀山药、莲子肉以健脾益气;纳呆食少、呕恶加法半夏、鸡内金、苏梗、焦四仙、怀山药以消食健脾,和胃降逆;若面浮肢肿加大生黄芪用量,同时加猪苓、泽泻、冬瓜皮、茯苓加强补气祛水功效。

### (二)肝肾亏虚证

1.证候表现

面色苍白,头晕耳鸣,腰腿酸软,心烦易怒,失眠多梦,神疲乏力,口干欲饮。舌红少津,脉细涩。

2.病机分析

久病及肾,情志内伤,精血不足,损伤肝肾。

3.治法

滋补肝肾。

4.方药

当归补血汤合六味地黄丸加减。当归,生黄芪,熟地,山萸肉,怀山药,牡丹皮,泽泻,炙甘草。水煎服,日一剂,分温两次服。

5.分析加减

本证多见于肿瘤治疗过程中粒细胞减少症与贫血患者。方中当归、熟地补血,生黄芪补气;山萸肉补益肝肾;怀山药益气养阴,补肺脾肾;牡丹皮清热凉血,泽泻利水渗湿、泻热;炙甘草调和诸药。若贫血明显,伴有乏力气短、面色无华加阿胶、龙眼肉、太子参益气养血;心烦多梦、睡眠不实加茯神、莲子心、淡豆豉、炒栀子、麦冬、五味子、炒枣仁养心安神,清心除烦;腰膝酸软明显加炒杜仲、怀牛膝补肾壮腰;口干加天花粉、麦冬、元参养阴生津;头晕耳鸣加生磁石、骨碎补、菖蒲补肾平肝,开窍定眩。

### (三)心脾两虚证

1.证候表现

面色苍白或萎黄,神疲乏力,头晕目眩,心悸气短,失眠多梦,纳呆食少,大便稀溏。肌肤可见紫斑反复出现,颜色淡,并可见其他慢性出血症状。舌淡苔白,脉细。

2.病机分析

心藏神而主血,脾主思而统血,思虑过度,劳伤心脾,则脾失健运,心血不足,以致心脾两虚。

3.治法

补益心脾。

4.方药

归脾汤加减。生黄芪,人参,炒白术,龙眼肉,茯神,炒酸枣仁,当归,白芍,远志,大枣,木香,三七,阿胶,炙甘草。水煎服,日一剂,分温两次服。

5.分析加减

本证多见于肿瘤治疗过程中粒细胞减少症与贫血,以及血小板减少症出血患者。方中用黄芪、人参、白术、甘草补气健脾,用龙眼肉、酸枣仁、当归补血养心,白芍养血敛阴,阿胶补血,茯神、远志宁心安神,木香行气醒脾,三七活血化瘀,以使本方补不碍胃、补而不滞,少配大枣以和中调药。本方有气血双补,心脾同调之妙。气短乏力明显加大生黄芪用量;失眠多梦加柏子仁、首乌藤、灵芝养心安神;大便稀溏、日数行加山药、莲子肉、砂仁、白扁豆健脾止泻;肌肤出现紫斑色淡,伴有其他慢性出血症状可以改阿胶为阿胶珠15 g,加仙鹤草、苎麻根、棕榈炭、茜草,同时加大三七用量。

**(四)阴虚火旺证**

1.证候表现

肌肤出现红紫或青紫斑点,时作时止,伴有手足心热,潮热盗汗,两颧赤红,口干引饮,心烦失眠,并可见其他慢性出血症状。舌红少苔,脉细数。

2.病机分析

癌病日久,化疗可致脏腑阴分亏虚,失于滋养,虚热内生。

3.治法

养阴降火,宁络止血。

4.方药

茜根散加减。茜根,阿胶珠,黄芩,侧柏叶,生地黄,知母,藕节,白茅根,麦冬,三七,炙甘草。水煎服,日一剂,分温两次服。

5.分析加减

本证多见于肿瘤治疗过程中因血小板减少出现皮肤红紫青紫斑点或其他慢性出血症状。方中茜根凉血去瘀;生地黄、阿胶、侧柏叶养阴止血;黄芩清肝火;甘草和中养胃;知母清热泻火,滋阴润燥;藕节清热生津,收敛止血;白茅根凉血止血,清热利尿;麦冬润肺养阴,清心除烦;三七化瘀止血。咯血加生栀子、青黛;鼻出血加生石膏、生桑白皮、栀子炭;牙龈出血加黄连、旱莲草、地骨皮;吐血加生大黄、麦冬、牡丹皮、荷叶、棕榈炭;便血加生地榆、炒槐花;尿血加大小蓟、生栀子、旱莲草;肌肤出现紫斑加水牛角、元参、紫草、牡丹皮、仙鹤草凉血止血,同时加大三七用量。

### (五)脾肾阳虚证

**1.证候表现**

面色苍白,头晕目眩,畏寒肢冷,腰膝酸软,夜尿频数,倦怠乏力,下利清谷。舌淡胖有齿痕,脉沉细。

**2.病机分析**

脾肾久病,久病不愈,耗气伤阳,以致肾阳虚衰不能温养脾阳,或脾阳久虚不能充养肾阳,最终导致脾肾阳气俱虚。

**3.治法**

温肾助阳,健脾养血。

**4.方药**

右归饮合四君子汤加减。熟地黄,山萸肉,山药,枸杞子,鹿角胶,菟丝子,炒杜仲,当归,肉桂,附子,炒白术,党参,茯苓,白芍,炙甘草。水煎服,日一剂,分温两次服。

**5.分析加减**

本证多见于肿瘤治疗过程中粒细胞减少症与贫血患者。本方用附子、肉桂温补肾阳以煦暖全身,但纯用热药势必伤阴,故取六味丸中之山药、萸肉、熟地以滋阴,使阳有所附,枸杞补肝肾,杜仲益肾强腰脊,炙甘草补中和肾,合成甘温壮阳之剂。党参补中益气;苦温之白术,健脾燥湿,加强益气助运之力;茯苓甘淡,健脾渗湿,苓术相配,则健脾祛湿之功益著。炙甘草益气和中,调和诸药。四药配伍,共奏益气健脾之功。又加鹿角胶补中益气,菟丝子补阳益阴,当归补血活血,白芍养血敛。气短乏力明显加生黄芪;心悸失眠加茯神、炒枣仁、浮小麦、五味子、丹参养心安神;畏寒肢冷明显加大附子用量,同时加干姜、巴戟天、淫羊藿温肾助阳;下利清谷加干姜、吴茱萸、五味子、肉豆蔻温中止泻;双下肢水肿加生黄芪、猪苓、泽泻益气行水;血色素偏低、面色无华加阿胶、龙眼肉、生黄芪、大枣补气养血。

## 六、针灸治疗

### (一)针刺

补益气血,调理脾肾为主。适用于肿瘤治疗过程中粒细胞减少症与贫血患者。

**1.取穴**

气海、血海、膈俞、心俞、脾俞、肾俞、悬钟、足三里。

**2.操作**

平补平泻,留针 20 分钟。

**(二)艾灸**

适用于肿瘤治疗过程中粒细胞减少症与贫血患者。

**1.取穴**

脾俞、肾俞、命门、关元、足三里。

**2.操作**

用艾灸每穴灸 15～20 分钟。

## 七、外治法

### (一)穴贴扶正升白膏

**1.药物组成**

人参、当归、丁香、肉桂、冰片等。

**2.适应证**

化疗导致的骨髓抑制。

**3.使用方法**

取大椎、膈俞、脾俞、肾俞、足三里穴。将中药研成极细粉,治疗时取药粉适量,用鲜姜汁调成泥膏状,做成直径约 2 cm,厚约 0.2 cm 的药膏饼,放置于所选的穴位,上,再用 4 cm 见方的胶布固定(皮肤易过敏者,可用"肤疾宁"胶布,每 2 张固定 1 个药膏),24 小时后取下药膏,间隔 4 小时后再次贴敷,5 次为 1 个疗程。

### (二)隔姜灸

**1.药物组成**

姜片。

**2.适应证**

化疗导致的骨髓抑制。

**3.使用方法**

取大椎、脾俞、胃俞、肾俞等穴位,用姜片作为隔垫物进行灸疗。

### (三)膏剂穴位艾灸

**1.药物组成**

附子 20 g,黄芪 80 g,穿山甲 20 g,当归 20 g,鸡血藤 20 g。

2.适应证

化疗导致的骨髓抑制。

3.使用方法

灸脐为主,配合大椎、三阴交、脾俞、胃俞、肾俞、膈俞。上药研为细末,加黄酒 100 mL,鲜姜汁 100 mL,倒入锅中加热,煎熬至酒干呈黏稠状,然后与 2 g 冰片混合,捣成膏备用。治疗时取药膏制成厚 0.3～0.5 cm,直径 2～3 cm 的圆药饼,置于神阙穴和配穴上,把艾炷点燃后放在药饼上,当燃到患者有灼热感时易柱再灸,每穴灸 7～14 壮。灸毕移去艾灰,保留药片,覆以麝香膏封固。每天取神阙及 2 个配穴灸贴 1 次,6 次为 1 个疗程,可持续治疗 1～3 个疗程。

4.注意事项

温度不宜过高,避免烫伤。

(四)敷脐方Ⅰ

1.药物组成

干姜 10 g,肉桂 10 g,血竭 5 g,附子 10 g,当归 5 g,冰片 2 g。

2.适应证

化疗导致的骨髓抑制。

3.使用方法

上药粉碎成细末,过筛后混匀,每次取 3 g 药末置脐上,再用伤湿止痛膏外封固定,24 小时更换 1 次,连用 10 天。

## 八、饮食调理

### (一)心脾两虚证

蜜枣扒山药适用于肿瘤治疗过程中粒细胞减少症与贫血,以及血小板减少症患者。

1.配方组成

山药 1 000 g,蜜枣 150 g,罐头樱桃 10 粒,猪网油 1 张(碗口大),猪油 15 g,白糖 200 g,糖桂花适量。

2.制法

将山药煮熟去皮,蜜枣洗净,切成两半,去核。猪网油洗净,晾干水分。樱桃去核备用。扣碗内抹上猪油,将网油平垫碗底,放入樱桃,将蜜枣围在樱桃周围。把山药切成 3～4 cm 长段,顺长剖为 4 片,码在蜜枣上。码一层山药,撒一层白糖,依次将山药码完。稍淋些猪油,最上层加入糖桂花,上笼蒸熟。上菜时,将扣碗取出,扣入盘内,去网油。同时给锅内倒入清水,放入白糖溶化,用湿淀粉勾成稀芡,淋于山药上。

**(二)肝肾阴虚证**

适用于肿瘤治疗过程中粒细胞减少症与贫血患者。

1.补血瘦肉汤

(1)配方组成:生晒参 9 g,当归 10 g,生地 15 g,熟地 15 g,红枣 20 枚,瘦猪肉 60 g。

(2)制法:将瘦猪肉放入沸水内,去浮沫,加入生晒参、当归、红枣、生地、熟地、料酒、八角茴香,用小火煮 1～2 小时,食盐、味精调味。

2.桑椹杞子米饭

(1)配方组成:桑椹 30 g,枸杞子 30 g,粳米 100 g,白糖 20 g。

(2)制法:取桑椹、枸杞子、粳米,加水适量并放入白糖,文火煎煮焖成米饭。

# 第三章

# 肿瘤的康复方法

## 第一节　心　理　康　复

　　躯体伤痛、不良情绪及实际问题都会给癌症患者带来心理上的痛苦和困扰，给患者带来巨大的心理挑战。这些心理问题如果不能得到恰当的处理就会影响患者的治疗和康复。有研究表明，对癌症及其治疗感到恐惧是患者延迟就医的主要因素之一，而一旦患者就医延迟，自罪感和愤怒的情绪可能影响患者接受治疗。不良情绪所带来的心理痛苦会导致患者的生活质量更差，治疗依从性变差，预后更差。而治疗给患者外表带来的永久性改变可能会给患者带来体象方面的痛苦，降低自尊等，影响患者的社交行为、亲密关系及性关系。大部分癌症患者在疾病的某一阶段都会经历短暂或轻度的焦虑和抑郁的症状，其中一部分患者会发展为严重的焦虑障碍、抑郁症或失智等精神科问题，影响患者的睡眠和正常功能，甚至出现自杀等极端行为。

　　20世纪70年代中期，在美国出现了一门新兴的交叉学科——心理社会肿瘤学，该学科专门研究恶性肿瘤患者及其家属在疾病发展的各阶段所承受的压力和他们所出现的心理反应，以及心理、行为因素在恶性肿瘤的发生、发展及转归中的作用。

　　随着医学模式的转变，传统的生物医学模式逐渐被新的生物-心理-社会医学模式所取代，人们逐渐意识到康复是一个大的概念，除了身体的康复，心理康复也是非常重要的一个方面，因此临床工作者要提供高质量的医疗服务，就必须将患者作为一个完整的人来看待，而不仅仅只是关注疾病。因此，将心理康复的内容整合到癌症康复当中也就成了医学发展的必然。

## 一、癌症患者的心理特点和心理治疗

癌症患者的心理特点分为两个层面：一方面是共性的心理特点，也就是所有癌症患者所共有的；而另一部分心理特点则局限于特定癌症种类的患者。需要注意的是，癌症患者的心理特点并不是一成不变的，而是会随着时间、病情变化等发生改变。

### (一)癌症不同阶段的心理特点

在癌症的每一个阶段，患者都有一些共性的心理特点。

**1.诊断期**

大部分患者在得知癌症诊断的两周内，会经历诊断休克期。患者因无法接受会感到震惊，有的患者会表现为否认、回避，也有的患者会出现委屈、愤怒和恐惧等不良情绪。在不良情绪的作用下，患者可能会出现食欲缺乏、睡眠困难、注意力集中困难等。这些都是正常的心理反应，对于大多数人来说，这些症状会在7～10天消失，患者会将注意力转移到寻求治疗上。如果患者一直否认、逃避，或是沉溺于不良情绪以致延误就医，就需要给予心理评估和干预了。

**2.治疗期**

治疗期间患者和家属最担心的问题是疗效和不良反应。这时候的心理特点是担心伴随着希望或失望。例如化疗期的患者，当各种不良反应出现的时候，患者会非常担心。当治疗失败的时候患者会感到深深的失望，失望之余还会担心。当患者了解了规范化的治疗和疾病的相关知识后，大部分患者的担忧会得到缓解，会采取乐观平和的心态去面对疾病和治疗。如果患者过分担心，对未来感到悲观失望，甚至想要放弃治疗或出现轻生的念头就需要接受心理评估和干预了。

**3.治疗结束后的随访期**

有的患者在治疗期间心态还比较平和，治疗结束后回到家，与医疗团队的联系减少了反而会感到担心和不安。会想"现在真的不需要再治疗了？""以后还会不会复发和转移呢？"这些不确定感会深深困扰着患者。身体有一点不舒服，例如感冒、疼痛就会十分紧张，以为是复发或转移的信号。如何面对内心的不确定感，减轻对复发转移的恐惧，把注意力集中到当下的生活上是这一时期患者最大的心理挑战。

**4.疾病进展期**

在疾病进展期，患者常常会感受到生存危机，出现对死亡的恐惧和生命缩短的紧迫感。尤其当患者产生疼痛、呼吸困难等症状时，恐惧尤为突出。在这种情况下,很多患者会变得不知所措。这时,促进患者与医护人员沟通,设定合理的未来照护的目标,帮助患者完成为满足的心愿是非常重要的。要让患者保持双重意识,一方面意识到死亡可能会临近,另一方面意识到还有一段宝贵的生命历程值得我们去珍惜。

5.生命终末期

生命终末期除了死亡的恐惧,患者还容易出现孤独感,特别是行动受限、卧床、生活不能自理的患者会感到失去控制、失去尊严,存在没有意义等。这个时候患者需要很多家人的陪伴来减轻孤独感,要尽量维护患者的尊严和控制感,帮助患者寻找生命的意义是非常重要的。

### (二)不同癌症种类的心理特点

除了以上共性的心理问题,一些特殊类型的癌症种类也会给患者带来一些特殊的心理问题。

1.头颈癌

头颈癌及其治疗导致的面部畸形会给患者的自我形象、情爱、家庭、其他人际关系和心境带来负面影响。有时患者配偶的抑郁情绪比患者本人更严重。焦虑、抑郁、自杀和婚姻功能受损是头颈癌中最广泛的心理社会问题。大量研究显示,16%～20%的头颈癌患者符合适应障碍、轻度抑郁症,甚至重度抑郁症的诊断。

2.乳腺癌

乳腺癌患者有 3 个主要心理反应:①心理上的不适(焦虑、抑郁和愤怒);②由于躯体不适、婚姻或性关系破裂、活动水平变化所带来的行为改变;③与体象、复发和死亡相关的恐惧和担忧。所有乳腺癌患者都会关注对生活和未来健康的威胁、害怕身体有缺陷、不再有女人味、无力感及治疗带来的痛苦。年轻女性患者还可能感到乳腺癌改变了他们的正常生活,她们损失很多,如工作、生育子女等;年轻患者常常感到与众不同和被孤立。

3.肺癌

国内外多项调查都报告肺癌患者的抑郁症发病率是所有恶性肿瘤中最高的,包括重症抑郁的发病率。吸烟的肺癌患者在患病后常常会出现自责和病耻感。病耻感会增加患者的心理压力,导致消极应对,以至产生负面的心理和生理状态,增加心理社会问题的发生率。

4.胃癌

国内有研究显示,与正常组患者相比,胃癌患者倾向于抑郁和情绪内泄,不表达愤怒。另外,该研究还发现 62% 的患者在确诊前 3 年遇到负性生活事件。此外国内外研究均有报道胃癌患者高发抑郁,特别是焦虑、抑郁共病的情况比较常见,且负性情绪会显著影响患者的康复。

5.结直肠癌

结直肠癌造口患者抑郁得分高于非造口患者,Miles 术患者抑郁得分高于非造瘘根治术患者,姑息手术患者抑郁得分高于非造瘘根治术患者。患者术前的焦虑、抑郁水平要高于术后。术后化疗的结直肠癌患者存在认知损害,且认知损害程度与焦虑、抑郁及睡眠障碍呈正相关。国外对诊断 12～36 个月的结直肠癌患者的大样本调查显示,失业、疾病复发或尚未治愈及有造口的患者更容易体验到社会痛苦;此外,年轻、居住环境差、疾病分期晚、正在做放疗、有家属需要照顾也是社会痛苦的高危预测因素。

### (三)癌症患者的心理治疗

癌症患者的心理治疗是为了帮助患者在患病期间培养积极的应对方式,改善负性情绪,促进康复和心理成长。许多适用于普通人群的心理治疗模式也能够被应用于癌症患者,例如认知行为治疗、叙事疗法等。也有一些心理治疗是专门为癌症患者设计的,例如支持-表达团体心理治疗。也有一些令人振奋的新干预模式的不断被提出,目前正在效果检验中,例如 CALM 心理治疗。这些治疗都极大地改善了对癌症患者的照护。

支持性心理治疗是最简单也是最复杂的一种,支持性心理治疗几乎是所有癌症患者心理治疗方法中的必备要素。支持性心理治疗的目的是帮助患者处理痛苦情绪,强化自身已存在的优势,促进对疾病的适应性应对。在相互尊重与信任的治疗关系中,帮助患者探索自我,适应体象改变和角色转换。

治疗内容包括:①为患者提供一个安静的、支持性氛围,与患者一起探索其精神世界中运行的深层心理动力模式。②耐性倾听患者的故事,并对患者的不良情绪给予理解、正常化和共情的回应,减轻他们的病耻感。③与患者一起讨论造成紧张气氛、引起他们强烈情绪反应或影响其应对疾病的信息,帮助患者积极处理负性情绪。④为患者及其家人提供他们需要的信息和可利用的资源。⑤在患者遭遇打击而出现心理危机时给予危机干预。⑥通过认知和行为技术和问题解决策略帮助患者改善认知,作出合理的决策。⑦促进患者与照顾者和医护人员的沟通。⑧如果有必要,在患者允许的情况下,可以将家人也纳入支持治疗当中。

### 二、癌症患者的自我心理调适

心理康复的过程中,癌症患者的自我心理调适也非常重要。

#### (一)如何面对癌症

癌症诊断对于很多患者来说无异于晴天霹雳,面对突如其来的坏消息,癌症患者应当如何进行心理调适来降低心理痛苦的程度呢? 首先,不要相信"癌症等于死亡"的说法,世界卫生组织认为,有 3/1 的癌症可以预防,3/1 可以治愈,还有 3/1 的癌症可以通过治疗来改善生活质量并延长生存期;其次要将不良情绪合理宣泄出来,主动寻求身边的支持资源,例如家人、朋友、心理医师或患者支持团体;再次,认识到对于任何人来说,过去和未来都是我们无法掌控的,只有现在是我们可以控制的,要学会活在当下。

#### (二)如何让自己放松下来

有很多方法可以帮助我们放松下来,例如深呼吸、听音乐、做冥想、打太极、练瑜伽及练养生气功等。在身体允许的情况下尽可能多接触自然,如公园、海边、草原等。还可以引导患者做身体扫描。

#### (三)如何面对内心的委屈和愤怒

很多患者在患病后会感到委屈或愤怒。首先要明确,生病不是对谁的惩罚,既然已经生病,再去理清谁对谁错,已经不重要的,这些委屈和愤怒反过来还会继续伤害自己。我们的身体会说话,生病是身体在发出声音,提醒我们需要更加爱护自己的身体,关心自己的健康。把注意力集中在身边积极的事情上,珍惜时间、珍惜生命、珍惜能够陪伴自己的家人和朋友,珍惜我们现在拥有的一切。学会觉察自己的情绪当发现自己受到不良情绪困扰的时候,要及时转移注意力,或采用合理的方法宣泄掉不良情绪。写日记、唱歌、演奏乐器、倾诉聊天等都是宣泄情绪的好方法。

#### (四)怎样面对复发转移的恐惧

很多癌症患者在确诊后会产生对复发转移的恐惧,即使是治疗效果很好,复发转移的恐惧仍可能在患病后的很多年里一直困扰着患者。要如何面对这种恐惧呢? 首先可以帮患者了解疾病相关知识,要充分了解自己癌症的特点,不要盲目担心,但是要注意获取疾病知识的途径,一定要保证信息的科学性,从正规的科普书籍或是这一领域的专家那里得到的信息通常是可靠的。对于网络、广告或病友间口口相传的信息要批判的吸收,以防被错误的信息所误导。

有些癌症确实存在复发风险,但存在风险不代表一定会复发,可以通过了解疾病康复知识,把时间和精力聚焦在如何防治疾病复发上,积极行动起来,做的努力越多,恐惧就会越少。抛弃无谓的担心,有计划地安排自己每一天的康复计划。

定期复查可以降低复发转移的风险,即使复发或转移也能及早发现,及早处理。因此,如果担心复发转移就要严格遵从医师的安排,定期复查。如果复查结果没有问题,就不必过分担心。

**(五)如何维系亲密关系**

很多患者在患病后会担心"我的爱人还会爱我吗?"特别是很多乳腺癌患者,手术切除乳房之后,她们会感到自己原本美丽的外表被破坏了,变得自卑,不敢在爱人面前袒露身体,与爱人之间的亲密感和性关系都会受到影响。一些整形手术、假发、假体甚至化妆技术可以弥补患者外表的损害,帮助患者重新建立自信。这个时候,与爱人之间开放的、坦诚的沟通非常重要。人总是因为可爱而更加美丽,保持坚强、自信会赢得更多的爱和尊重。有些时候生病反而能促进亲密关系,现代社会节奏很快,夫妻之间常常缺乏交流,生病反而给我们更多机会和时间去沟通,与自己的爱人并肩面对困难,信赖自己的爱人并能够安心地依靠他/她,相信这种共患难的情感会让两颗心挨得更近。

**(六)内心充满阳光,外表自然灿烂**

每个人的生命都是向死而生的,衰老、死亡是每个生命必然的归宿,生命的意义在于过程而不是结果。生命的长度或许我们无法掌控,但我们可以在有限的生命长度里尽可能地增加生命的宽度、厚度和温度。对于我们每个人来说,过去无法改变,未来也不可预知,唯一能够掌握的只有现在。生命是由一个个现在串联而成的,简单而快乐地生活,过好每一天,我们就拥有了精彩的生命。发现生命中的美好和快乐,感动和感恩,让内心充满阳光,外表就自然灿烂。

**三、癌症患者家属的心理调适**

癌症患者的家属常常担任着重要的照顾者角色,帮助患者收集医疗信息,做医疗决策并给予患者情感方面的支持。而患者对家属的需求可能会打破患者家属正常的生活模式,例如陪伴患者就诊或监测患者病情变化及治疗不良反应常常会影响家属的正常工作及社交活动,当患者病情加重时,家属的负担也会加重,感到难以满足患者对信息、沟通或资源的需求。

除此之外,患者家属的身体及心理状况也会变差,人际关系,经济及社会活动方面都会承受很多压力,如果患者家属忽视自己的需求,就会增加他们自身焦虑、抑郁的风险。研究表明,照顾者所体验到的心理痛苦与患者类似,甚至更为严重。如果能满足家属的信息、沟通和资源方面的需求,给予他们沟通和应对技巧方面的训练能够帮助他们减轻心理痛苦。

家属也应当关注自己的身体和心理状况。在照顾患者的同时,如果能够抽出一小部分时间,从照顾患者的工作中抽离出来,维持自己正常的工作或社交活动能够帮助他们缓解心理方面的压力。

**四、肿瘤临床医护人员的心理减压**

医学的核心是医患关系,而医患关系是对患者有治疗效果的。要维持良好的医患关系,医护人员本身的心理健康状况也至关重要。

肿瘤临床的医护人员在工作过程中也面临很多压力和挑战,包括工作负荷过重、角色冲突、时间压力,以及一些与管理、法律及政策、经济问题相关的困扰。2005 年的一项对 7 000 名美国肿瘤科医师的调查显示,职业耗竭的比率占 61.7%,其中 78% 的医师在工作中有挫败感,67% 的医师感到情感耗竭,50% 的医师工作满意度缺乏。

Balint 小组可以为医护人员提供一个机会去深入理解那些让他们感到困扰的医患关系,帮助临床医护人员减轻他们在处理棘手个案时所体验到的孤独感和无助感,并且在小组工作中,通过呈现医师对患者的反应,提高医护人员对自身情绪反应的探索,对患者的共情及对自己的共情,并在今后处理关系的过程中能给予更加准确的回应和处理。

Balint 小组由 6~12 人组成,加上 2 位受过训练的组长。小组通常是持续性的,定期活动,每次活动 1~2 小时,有固定的开始和结束时间。组员围坐成一圈,最好是相同的椅子,每次活动探索 1 个或 2 个案例,讨论的关注点是医患关系,使用整个小组的资源去体验和探索医患关系中被忽视的部分。

在小组开始时,某个组员作为案例提供者,会花 5~10 分钟时间谈论他/她与这个患者的关系,这个患者让他感到麻烦、困惑、沮丧和不安。然后回答其他组员提出的关于案例的一些简单问题。然后案例提供者会将自己的椅子移至圈外。然后其他组员会通过讨论探索案例中的医患关系。他们会以一种好奇的态度去关注这位医师和这位患者是什么样的人,为什么会有这样的反应。在这个过程中深入剖析自己,利用自己的想象去探索病例中未被关注的部分并试着注意和分享自己的想法、想象、幻想、推断和假设。对于同一个案例,不同人会有不同的想法和感受,而这些对于案例提供者都非常重要,可能会使案例提供者对患者产生新的共情,通过共情而对这个案例有了新的观点和想法。案例提供者待在圈外倾听并反思,当他/她重新回到小组时,他/她可以分享自己的反应或者澄清一些和案例有关的事情,或者只是继续倾听而不发表意见。

正念减压练习也是对于医护人员适用的一种减压方法。正念,即关注此时此刻,活在当下的意思。该方法是由 Jon Kabat-Zinn 创立的一种"用特殊的方式集中意念,有目的地关注当下时刻的、不加评判的"心理干预方式。正念的适用范围非常广泛,无论是普通人,一般心身疾病或癌症患者及其家属都能够从中获益。

正念减压训练中的正念练习包括正念呼吸、身体扫描、正念冥想、正念运动和其他的正念练习。坚持日常的练习是获益的关键。

# 第二节 营 养 康 复

## 一、临床营养学与临床肿瘤学

### (一)营养不良与临床营养学

营养不良是指营养物质不足、过量或比例异常,与机体的营养需求不协调,从而对细胞、组织、器官的形态、组成、功能及临床结局造成不良影响的综合征,又称营养紊乱。包括营养不足和营养过度两个方面,涉及摄入失衡、利用障碍、消耗增加 3 个环节。

临床营养学是一门运用代谢支持、代谢调理方法对适用患者进行临床营养干预,并检测这种干预效果的学科。代谢支持治疗又称营养支持治疗,是指根据病情的需要,为了满足患者机体的合理营养需要量,采用静脉营养途径、肠内管饲途径等手段补充热量和营养素治疗。代谢调理治疗是用药物、生物制剂、组织特异性物质和一些氨基酸来减少分解代谢,促进蛋白质合成,提供生长迅速细胞的必需营养物,发掘营养素的药物作用等方式对人体营养代谢进行干预。

临床营养学近 20 年来正扩展至各个临床学科,也逐渐成为肿瘤治疗学中一个重要的组成部分。随着营养药理学的临床研究发展,将会推动整个临床肿瘤学发生根本性变化。

### (二)抗肿瘤治疗与营养治疗

维持良好营养状况对于一个人的健康很重要,对于一个需要手术、麻醉、化疗、放疗的肿瘤患者,其重要性更是不言而喻。人体的供能物质有糖、脂肪与蛋白。机体所需能量正常情况下是通过糖与脂肪提供,能量缺乏引起蛋白分解、糖异生补充供能。蛋白质是以结构与功能而存在的,不宜供能,过多的消耗将危及生命。人体健康时,对碳水化合物、脂肪、蛋白质、维生素、电解质、微量元素、水等营养物质的消耗和补充自然地维持在平衡状态。然而,肿瘤疾病导致营养素、热量的不平衡状态出现,手术加速机体蛋白分解代谢,化疗、放疗又直接抑制其合成代谢。营养状况影响着机体的结构、功能、代谢、免疫状况及损伤后的修复,直接影响了原发疾病的治疗。能量与营养素的失衡引起肌肉与内脏蛋白、免疫蛋白及各种血浆蛋白、酶的分解,致严重感染发生、多脏器功能衰竭。

外源性营养基质供给不足,肿瘤则从宿主组织获取营养物质满足快速生长需要,致机体处于分解状态。提供足够营养物质,肿瘤仍按自身生物学特性增殖。显然,限制营养物质供应,对机体危害明显,抑瘤作用不大。学者们的认识逐渐清晰,营养支持促恶性肿瘤生长无临床意义,相关的争论声音也因此而弱化。

肿瘤营养治疗贯穿于手术、化疗、放疗等抗肿瘤治疗的全过程和融汇其中,包括营养筛查与评估、营养干预、疗效评价 3 个环节。当营养支持不仅补充能量-营养素不足,且增加治疗营养不良、调节能量-营养素代谢功能时,则升华为营养治疗。肿瘤营养治疗是在肿瘤临床中正确运用临床营养学理论与方法进行肿瘤治疗的一门新兴交叉学科。

### 二、恶性肿瘤异常代谢

恶性肿瘤直接引起患者营养不良不仅发生率相当高,而且后果严重。40%～80%的肿瘤患者存在营养不良,20%的肿瘤患者直接死于营养不良,营养不良严重危害患者的治疗反应、生活质量及生存时间。表现形式也与良性疾病引起的消耗有着根本的区别,营养不良的肿瘤患者脂肪、蛋白质储存均显著下降,表现为厌食、进行性体重下降、贫血、低蛋白血症等,晚期出现器官衰竭。导致肿瘤患者营养不良的原因分为肿瘤本身原因及治疗干扰两个方面,主要与机体各营养物质代谢异常有关。

肿瘤患者静息能量消耗明显升高,总体上处于高代谢状态。不同类型肿瘤之间机体能量消耗变化存在差异,胰腺癌、食管癌、胃癌和非小细胞肺癌患者能量消耗增加明显,而结、直肠癌和乳腺癌患者能量消耗改变不显著。由于肿瘤患者体内三羧酸循环增加,葡萄糖和蛋白质转化增加,脂解作用增强,糖原合成加速,营养不良的主要因素应是能量消耗异常增高。

**(一)碳水化合物代谢改变**

肿瘤细胞有氧条件下大量摄取葡萄糖并产生乳酸,以葡萄糖酵解方式获取能量。与肿瘤细胞内糖酵解相关酶类表达显著升高有关,其中己糖激酶Ⅱ(HK-Ⅱ)、ATP柠檬酸水解酶(ACL)和丙酮酸脱氢酶激酶(PDK)是肿瘤细胞糖酵解的三大关键酶,协同作用后使肿瘤细胞以有氧糖酵解方式获取能量。由有氧酵解带来的碳水化合物代谢障碍主要表现在葡萄糖转化增加和外周组织利用葡萄糖障碍,胰岛素抵抗和胰岛素分泌不足。肿瘤组织通过糖酵解通路产生大量乳酸,由乳酸生成葡萄糖及糖异生作用增加是肿瘤患者葡萄糖转化增加的主要原因。乳酸再合成葡萄糖的循环也浪费大量能量,进一步增加宿主能量消耗。肿瘤患者最多可以50%的葡萄糖转化是由Cori循环完成的,60%的乳酸再次进入Cori循环。同时,肿瘤患者的葡萄糖耐力也差,与周围组织胰岛素敏感性和胰岛素释放量下降等有关。

肿瘤内存在富氧区域及乏氧区域,不同区域的细胞可能有着不同的代谢方式。乏氧区肿瘤细胞主要通过糖酵解方式产能,并释放乳酸。相反,富氧区肿瘤细胞主要通过氧化磷酸化方式,部分也可以通过糖酵解方式产能。富氧区肿瘤细胞摄取乏氧区肿瘤细胞糖酵解产生乳酸用于氧化磷酸化产能,通过乳酸穿梭方式维持代谢稳态。这种现象称为代谢共生。缺氧与富氧共同存在且时刻变化,代谢能力和方式也随之变化。乏氧区细胞通过糖酵解生成两个ATP,正常氧供区则通过氧化磷酸化生成更多ATP。低氧区肿瘤细胞通过葡萄糖转运体1(GLUT1)摄取葡萄糖,糖酵解一分子葡萄糖生成两分子丙酮酸,低氧情况下再由乳酸脱氢酶-5(LDH-5)催化为乳酸。低氧区肿瘤细胞内乳酸很快被正常氧供区域的细胞摄取。正常氧供区域细胞摄取的乳酸被催化为丙酮酸后进入三羧酸循环。

恶性肿瘤与糖尿病共享年龄、肥胖、不健康饮食及生活方式、遗传等"发病土壤"并通过高血糖、胰岛素抵抗和高胰岛素血症、IGF-1、炎症因子、异位激素、免疫系统等途径相互作用。荷瘤机体应激反应与胰岛素抵抗发生发展密切关系,17%肿瘤患者伴糖尿病和高血糖,30%以上肿瘤患者的胰岛素敏感性和处理葡萄糖能力降低、糖耐量异常,肿瘤患者葡萄糖摄入诱导胰岛素分泌的幅度减少40%~50%。有效驱除肿瘤负荷后,高血糖得到缓解甚至恢复正常。同时,糖尿病患者胰腺癌、乳腺癌、肝癌、结直肠癌发病率增高 2～3 倍。肿瘤患者的乳酸-葡萄糖循环(Cori 循环)增强,恶病质患者更加明显。葡萄糖利用效率明显下降是肿瘤患者消瘦的部分原因。

**(二)蛋白质和氨基酸代谢改变**

机体 60％的蛋白质都以各种形式储存在骨骼肌内。肿瘤患者骨骼肌不断降解、瘦组织群下降、内脏蛋白消耗和低蛋白血症。当其体重下降 30％时,骨骼肌蛋白丢失达 75％,且食物蛋白质补充不能逆转。骨骼肌约占正常成人体重40％,是瘦组织群主要成分,骨骼肌萎缩是肿瘤患者内源性氮丢失的主要方式。

肿瘤患者蛋白质代谢改变总体表现为蛋白质合成和分解均增加、分解速度超过合成速度而呈现为负氮平衡,蛋白转化率升高、低蛋白血症、血浆氨基酸谱异常,骨骼肌因蛋白分解增加而发生萎缩、瘦组织群下降、内脏蛋白消耗。肌蛋白分解主要有 3 条途径:①溶酶体蛋白酶途径;②钙依赖蛋白酶途径;③ATP-泛素-蛋白酶体途径,主要降解细胞内蛋白质。其中,泛素依赖的蛋白水解通路是最重要通路,细胞因子 TNF-α、IL-1、IL-6、IFN-α 和蛋白降解诱导因子(PIF)等参与其中。

急性期蛋白(APP)、纤维蛋白原等肝蛋白质合成增加。宿主为适应肿瘤生长,局部炎症细胞会分泌多种细胞因子(IL-1、IL-6、IL-8 和 TNF-α)入血,引发APP 合成明显增高。其他肝输出蛋白如清蛋白的总合成率在晚期肿瘤患者和健康人无明显差异,而蛋白质丢失明显,如血管通透性增加引起蛋白质渗出。膳食蛋白摄入不足的情况下,肝蛋白质合成意味着对氨基酸的需求增加,导致骨骼肌消耗。因肝蛋白质合成所需氨基酸与肌肉消耗的氨基酸组成不匹配,导致这种持续性氨基酸的储备消耗进一步加重。肿瘤患者肝分泌蛋白合成增加,使机体总蛋白质转化率和净蛋白分解率增加。

肿瘤患者氨基酸代谢不平衡,血浆氨基酸谱异常。宿主通过分解蛋白提供大量氨基酸,以糖异生方式满足肿瘤组织对糖的需求量增加,脯氨酸、丝氨酸和苏氨酸等这些生糖氨基酸血浆浓度下降而在肿瘤组织中的含量增加。丝氨酸、甘氨酸和组氨酸是合成嘌呤和嘧啶的前体,被肿瘤组织大量摄取,满足其活跃的核酸代谢。蛋氨酸在体内通过甲基转移酶作用,使 DNA、RNA 和蛋白质等多种生化物质甲基化,而代谢旺盛的肿瘤组织在分化过程中需要大量的蛋氨酸。色氨酸是大脑 5-羟色胺前体物质,5-羟色胺可刺激下丘脑饱食中枢,引起厌食,故血浆色氨酸浓度增高在加剧消耗进展过程中作用重大。

肿瘤组织还可以合成肿瘤蛋白,作为肿瘤特异抗原或肿瘤相关抗原,引起机体免疫反应。有的肿瘤蛋白与胚胎组织有共同的抗原性,亦称为肿瘤胚胎性抗原。例如肝细胞癌能合成胎儿肝细胞所产生的甲胎蛋白(AFP);此外,卵巢、睾丸含有卵黄囊结构的生殖细胞肿瘤患者血中 AFP 也有升高;内胚层组织发生的一些恶性肿瘤如结肠瘤、直肠癌等可产生癌胚抗原(CEA);胃癌可产生胎儿硫糖蛋白等。这些抗原并无肿瘤特异性,也不是肿瘤所专有。

### (三)脂肪代谢改变

肿瘤患者脂肪代谢改变包括高血脂,高血浆脂蛋白、高甘油三酯和高胆固醇。外源性脂肪利用下降,内源性脂肪水解和脂肪酸氧化增强,脂肪动员增加,脂肪组织不断分解和释放脂肪酸和甘油,甘油三酯转化率增加。脂代谢异常是肿瘤的一个早期代谢异常事件,非侵袭性肿瘤、能量摄入尚未减少时,腹膜后脂肪储存即严重下降。进入临床中、晚期阶段,通常会更明显,不过与疾病种类有关。给予足量外源性热量及营养素补充不能逆转这种异常状态,脂肪酸成为荷瘤状态下宿主主要能量底物。脂肪分解增加时,部分由脂肪分解而来的脂肪酸再酯化为甘油三酯,表现为甘油三酯和脂肪酸循环增强,该循环过程需要消耗能量,导致机体的能量消耗增加,也可能是间接导致机体组织消耗的诱因。

作用机制尚未阐明,可能与某些细胞因子和肿瘤代谢因子的作用有关,这些因子包括瘦素、脂联素、TNF-α、IL-6、IL-8 和脂裂素(LMF)等。还与肿瘤组织或机体生成的脂解激素水平升高、胰岛素耐受等因素,内源性脂肪分解加速,体内游离脂肪酸与甘油的转化和氧化加速。脂解激素包括肾上腺素、去甲肾上腺素及胰高血糖素等,直接作用于激素敏感脂肪酶来分解脂肪。

### 三、肿瘤临床营养治疗

### (一)肿瘤临床营养治疗的适应证

1.肿瘤源性进食障碍者

(1)重度蛋白质-热量缺乏性营养不良、恶病质者。

(2)头颈部恶性肿瘤致吞咽障碍。

(3)癌性浸润或手术严重损伤喉返神经致进食呛咳者。

(4)肿瘤占位引起消化道瘘及穿孔、机械/麻痹性梗阻。

(5)腹腔大量恶性积液,或肠管扩张。

2.医源性进食障碍者

(1)化、放疗导致重度口腔黏膜溃烂致吞咽障碍;化疗致消化道黏膜炎、重度腹泻,或胃肠功能暂时性完全或部分丧失。

(2)肿瘤术后消化道功能紊乱,和/或部分或完全丧失者。

(3)肿瘤放疗后组织粘连致消化道梗阻者。

(4)大剂量化疗的胃肠功能保驾。

**(二)肿瘤临床营养治疗实施原则**

首先了解患者潜在的营养不良高危因素,一旦明确所有患者均应接受营养状态分析与评定,并确定营养支持的方式(管饲、肠外支持)。营养状态分析是营养支持方案的一部分,是前提条件及效果监测的重要指标。系统的营养状态分析包括病史、体检、实验室检查及营养综合评价方法的合理运用。

肿瘤临床能量计算方法。非蛋白能量:肠外途径 $83.7 \sim 104.6$ kJ/(kg·d),肠内途径 $104.6 \sim 125.6$ kJ(/kg·d)。校对系数:×年龄系数×活动系数×体温系数。年龄系数:$18 \sim 60$ 岁为 1.0;$60 \sim 70$ 岁为 0.9;$\geqslant 70$ 岁为 0.8。活动系数:卧床为 1.2,卧床和室内活动为 1.25,轻体力活动为 1.3。体温系数:$\leqslant 38$ ℃为 1.1,$38 \sim 39$ ℃为 1.2,$\geqslant 40$ ℃为 $1.3 \sim 1.4$。维持氮平衡所需的蛋白质量及热能量供应均应充足,碳水化合物和脂肪来源各 50%。

非肿瘤成人患者营养支持氮需求量为 0.15 g/(kg·d)。恶性肿瘤患者氮需求量较大。蛋白质供给量 $1.2 \sim 2.0$ g/(kg·d),支链氨基酸(BCAA)$\geqslant 0.6$ g/(kg·d),必需氨基酸(EAA)$\geqslant 1.2$ g/(kg·d)或者日供氮量:7 g/m² ×年龄系数。因外源性蛋白质几乎不能用于机体自身蛋白质的再合成,氮来源是比例合适的复合氨基酸。肝、肾功能中、重度异常时,注意减少甚至停用氨基酸。

矿物质、维生素、微量元素是机体正常代谢不可或缺的微量营养素。营养支持易引起矿物质血清水平出现波动且幅度较大,应加强监测。水溶性维生素的肾阈值较低,易出现缺乏,应注意补充。

有效的抗肿瘤治疗总会伴随肿瘤相关症状好转,带来营养状态改善。良好的营养状态是保证抗肿瘤治疗顺利进行的前提条件,两者在治疗体重丢失荷瘤患者中相辅相成。通过营养筛查和评估,合理营养支持治疗联合化疗,可改善患者生活质量、提高疗效、减少或降低不良反应,延长生存期。探索更佳营养底物、最佳实施方法、与化疗的联合模式将是未来临床研究的方向。

**四、肿瘤营养风险筛查与营养状态评价**

客观评价肿瘤患者的营养状况并适度行营养支持,分析已存在的营养不足和潜在的可能发展为营养不足的风险,排除患者营养状况、疾病严重程度及年龄等因素的干扰,可减少主观因素引发的评价误差,客观反映患者营养风险,正确评估患者的营养需求状况,制订恰当的营养支持方案,达到适时适度营养支持。2001 年版美国肠外与肠内营养学会指南:营养筛查→确定营养不良风险患者→营养状况评定→营养干预→营养疗效评价。

**(一)营养风险筛查与营养不良风险**

欧洲肠外肠内营养学会(ESPEN)将营养风险定义为现存的或潜在的、与营养因素相关的、导致患者出现不利临床结局的风险。营养风险主要关注营养方面的因素引起不良临床结局的风险,而不是指出现营养不良的风险。营养风险筛查即发现个体现存的或潜在的与营养因素相关的导致患者出现不利临床结局的风险。常用筛查工具为 NRS 2002。

美国肠外肠内营养学会(ASPEN)认为营养风险筛查是识别与营养问题相关特点的过程,目的在于发现个体是否存在营养不足和营养不足的危险。从中可以看出 ASPEN 与 ESPEN 对营养风险筛查的定义与结果有明显不同,ASPEN 是营养不良风险的筛查,而 ESPEN 是不利临床结局风险的筛查。营养不良风险筛查方法首选营养不良通用筛查工具(MUST)或营养不良筛查工具(MST)。MUST 为 BMI、体重下降程度及疾病原因导致近期禁食时间 3 项目的评分方法,结果分为低风险、中等风险和高风险。MST 筛查体重下降及其程度、食欲下降两个内容,筛查结果为有风险与无风险。MUST、MST 是国际上通用的筛查工具。

营养风险筛查 2002 是一种非特异性营养风险筛查工具,适用一般成年住院患者,肿瘤临床应用目的是发现营养风险,而不是营养不良。①初步营养风险筛查:回答问题有 BMI$<18.5 \text{ kg/m}^2$? 过去 3 个月有体重下降吗? 在过去的 1 周内有摄食减少吗? 有严重疾病吗? 有一项肯定回答者,需接受再次筛查。②再次营养风险筛查:疾病严重程度、营养状态受损情况及年龄 3 项。总分≥3 说明存在营养风险,提示需要进行进一步的营养状态评估。

**(二)营养状态评估**

BMI 临床价值已被认可,因受年龄、性别、种族和疾病等影响,单纯的 BMI 评定营养状况存在局限性。BMI 与人体组成和机体功能之间的关系难以确定,也难以反映近期体质量下降量、难以预见未来体质量变化趋势。持续的低清蛋白血症是营养不足的指标,却不是养分补给足量与否的指标。而前清蛋白生物半衰期短、血清含量少,在判断蛋白质急性改变方面较清蛋白更敏感;持续的低清蛋白血症还是肿瘤不佳预后的重要指标,充足营养支持难以逆转低位的蛋白水平,除非肿瘤疾病得到有效控制,才会恢复正常。

营养状态评估分为筛查性评估及进一步评估。前者采用专业营养评估工具,利用病史及体格检查资料,对患者营养状况作出评价,评估营养不良的程度,不涉及实验室检查、器械检查。进一步营养评估则是综合利用所有相关资料,如病史、体格检查、身体测量指标、生化指标、器械检查结果,对患者的营养状况及功能状况进行综合评价,其结果不仅仅判断患者营养不良及其程度,而且要了解患者代谢及功能情况。

1.患者总体主观评分法

患者总体主观评估(PG-SGA)于 1994 年提出,在主观整体评估(SGA)基础上发展而来的,主要用于恶性肿瘤患者营养状况的评价。PG-SGA 由患者自我评估部分及医务人员评估部分两部分组成,由体重、摄食情况、症状、活动和身体功能、疾病与营养需求的关系、代谢方面的需要、体格检查 7 方面组成。前 4 方面患者自评,后 3 方面医务人员评估。评估结果有定性、定量评估两种。定性评估分营养状况为 A(营养良好)、B(可疑或中度营养不良)、C(重度营养不良)三级。定量评估为将 7 方面记分相加后,据最后积分将患者分为 0～1 分(无营养不良)、2～3 分(可疑营养不良)、4～8 分(中度营养不良)、≥9 分(重度营养不良)。肿瘤临床多以 PG-SGA≥4 分作为诊断营养不足的切点。定性评价比定量评价更加困难,其难点在于定性评价本身,检查人员常常感觉到难以判定患者属于A、B、C 哪一类。定量评价判定更加容易,患者营养状况分类更加明晰,临床操作性更强,治疗指导意义也更大。无营养不良者,不需要营养干预,直接进行抗肿瘤治疗(包括手术、放疗、化疗、靶向治疗等,下同);可疑营养不良者,在营养教育的同时,实施抗肿瘤治疗;中度营养不良者,在人工营养(EN、PN)的同时,实施抗肿瘤治疗;重度营养不良者,应该先进行人工营养(EN、PN)1～2 周,然后在继续营养治疗的同时,进行抗肿瘤治疗。无论有无营养不良,所有患者在完成1 个疗程的抗肿瘤治疗后,应该重新进行营养评估。

2.微型营养评定

微型营养评定也是从 SGA 发展而来。20 世纪 90 年代,Guigoz 等创立和发展微型营养评定(MNA)。快速简单、易操作,专门用于 65 岁以上健康老年人/住院患者营养风险筛查和营养不足评估。既是营养筛选工具,又是评估工具,不需要进一步侵袭性检查。与传统营养评定方法有较好相关性。

新版本 MNA 包括营养筛查和营养评估两部分。营养评估包括人体测量、膳食评价、总体评定与主观评定四个方面。人体测量包括 BMI、臂肌围、小腿围、近 3 个月体重丢失 4 项。膳食评价包括食欲、餐量及液体摄入量、食物类型、自主进食情况 6 项。总体评定包括生活方式、医疗保障和疾病情况、治疗情况、体力活动状态、精神神经状态(疾病)6 项。主观评价是针对自身健康和营养状况的评价 2 项。共计 18 项,总分 30 分。MNA 值＞24,提示营养状况良好;17≤MNA 值≤23.5,提示潜在营养不良;MNA 值＜17,提示营养不良。

其中 BMI＜23 kg/m²、最近体重下降＞1 kg、急性疾病或应激状态、卧床、抑郁焦虑或者痴呆、食欲下降和进食困难与 MNA 值的相关性最强。因此,应该联合应用 6 项可用于老年人群营养不足的筛查。

### 3.评价工具选择原则

由于缺乏能针对性用于恶性肿瘤患者营养评价金标准工具,肿瘤患者可依据筛查对象特点和评估目的选择适当工具。肿瘤科住院患者营养风险筛查推荐NRS 2002,营养状态评估推荐 PG-SGA。门诊患者营养风险初级筛查,推荐NRS 2002。门诊老年肿瘤患者营养风险筛查推荐 MNA。住院老年肿瘤患者营养风险筛查推荐 NRS 2002 和 MNA。无论是否住院,老年肿瘤患者营养状态评估均首先考虑选用 MNA。

## 五、肿瘤临床肠外营养

### (一)概念

肠外营养支持(PN)又称人工胃肠支持、人工营养支持或静脉营养,是通过消化道以外的静脉途径输入能量和营养素的支持治疗方法。据患者生理需要,遵循"全面、均衡、足量却不过量"的原则,输入脂肪、碳水化合物、氨基酸、维生素、电解质、微量元素、水的全部营养物质。运用肠外营养支持全部满足患者对热量和各种营养素需求,为全胃肠外营养支持(TPN);部分满足热量和营养素需求,为部分胃肠外营养支持(PPN)。

### (二)肿瘤临床循证证据

Italy 学者 Bozzetti 认为,依据 ESPEN 指南,体重丢失或超过 1 周进食减少的肿瘤患者推荐肠内营养支持,仅不能经口进食者,短时期的 PN 是标准营养支持方案;非手术适应证营养状态正常的肿瘤患者不推荐应用 PN;骨髓干细胞移植、化放疗引起消化道不良反应者是短时期 PN 的获益者;当饥饿或营养不良因素超越肿瘤播散成为主要致死原因时,推荐长期的家庭肠外营养支持(HPN)。

有学者研究 38 例进展期恶性肿瘤发现,PN 可明显延长 KPS 评分较高的患者生存期,而 PN 在终末期患者中的价值也值得进一步探索。有浙江学者采用

PN 治疗 115 例恶性机械性消化道梗阻患者,实施 PN 至死亡的中位时间是 6.5 个月,结果提示,PN 可以延长此类患者的生存期。PN 治疗胃癌患者术后营养不良的疗效存在,却未促进肿瘤生长。

### (三)途径选择

中心静脉和周围静脉两种途径。中心静脉包括锁骨下静脉、颈内静脉、颈外静脉、头静脉和贵要静脉置管插入上腔静脉,贵要静脉插管操作容易,危险性小。血栓形成是常见并发症,颈内静脉插管不易产生,非长期通道可选择。周围静脉途径容易掌握,但不能耐受浓度较高营养液,同一静脉反复插管输液易发生局部血栓性静脉炎及组织间液增多,感染发生率增多,输液时间也不宜超过 12 小时。肿瘤内科临床在“全合一”输注或/和 2 周以上应用 PN 时推荐使用中心静脉途径。

### (四)输注方式

多瓶分瓶输注和“全和一”输注两种方式。将各种营养制剂以单瓶分别输入人体的方式为多瓶分瓶输注。该输注方式较方便,多采用外周静脉途径,技术实施的要求不高。因各营养素非同步进入人体,不利于机体对营养物质的利用和代谢,易发生不良反应。适于短期使用和 PPN 的实施。

将各种营养物质混合于一个袋中,配制成全营养混合液再行输注为“全和一”输注。所用途径是中心静脉,其有效性和安全性均明显好于多瓶分瓶输注。肿瘤内科临床中对于胃肠道功能完全丧失者和需要长期使用 PN 治疗者原则上均应选用此方法。

### (五)常见并发症

晚期恶性肿瘤患者存在多种平衡紊乱、代谢异常的问题,更容易发生代谢并发症。

#### 1.糖代谢紊乱

主要为高糖高渗性非酮性昏迷。恶性肿瘤应激状态加重儿茶酚胺、胰高血糖素等分解激素大量分泌,促使糖异生、血糖升高;同时,存在胰岛素“抵抗”,胰岛素在周围组织的效应减低,患者自身糖利用受限。人工营养输注大量的糖,内源性胰岛素产生严重不足,易出现高糖高渗性非酮性昏迷。预防方法是增加外源性胰岛素的用量,减少外源性葡萄糖的输注。

#### 2.代谢性酸中毒

肿瘤患者糖的利用下降,肿瘤组织无氧酵解致血清乳酸升高,血 pH 下降;营养液中有可滴定酸如 50% 的葡萄糖等和阳离子氨基酸,都可致血 pH 下降。

预防方法小剂量用一些小苏打和减少糖的输注量。

### 3.血钾异常

营养支持致机体合成代谢,大量糖输入促钾离子向细胞内转移,易发生低钾血症。注意血钾浓度监测和补充钾离子。高钾血症多出现在分瓶输注。

### 4.脂肪超载现象

因脂肪乳剂用量超出患者脂肪廓清能力,发生高脂血症、脏器功能紊乱、神志逐步不清甚至昏迷。停止输注脂肪乳剂后可自行消退。

### 5.高氨血症

原因是氨基酸的过快输注和精氨酸的输注量减少。可通过减缓输注氨基酸的速度和加用精氨酸制剂来预防。

### 6.感染并发症

长期 PN 支持,肠黏膜萎缩,肠功能减退,肠菌移位,发生内源性败血症,防治方法是缩短 PN 时间、肠内喂养等。还可见导管性败血症。

### (六)临床监护

### 1.治疗前

行重要脏器功能检查。

### 2.每天观察

患者一般情况及能量和氮量摄入。

### 3.24 小时体液平衡

监测体重变化,水肿、脱水表现,出入量。

### 4.生命体征

体温变化、心率、血压等。PN 开始时即体温升高,提示患者对 PN 治疗不适应,中高热应停止 PN。治疗开始 3 后发热,首先考虑感染;

### 5.实验室检查

每周查 1~2 次血常规、电解质、微量元素和脂肪廓清情况,血脂测定停输注脂肪乳剂 6 小时后采集标本。合并肝肾功能不全、糖尿病、严重感染的恶性肿瘤患者尤应注意机体脂肪廓清能力。

总之,需要在判定全身营养状况和患者胃肠道功能状况基础上制订 PN 支持计划。胃肠功能完全丧失者行 TPN;胃肠功能部分存在者行 PPN 联合肠内营养支持。一旦肠道功能恢复,或肠内营养支持满足患者能量及营养素需要量,即停止 PN 支持。血流动力学不稳定、终末期肝肾衰竭、胆汁淤积者禁用 PN。非具营养风险的肿瘤患者 PN 治疗对改善预后、延长生存无益。

### 六、肿瘤临床肠内营养

#### (一)概念

肠内营养支持(EN):患者消化道功能完全/部分存在,以要素膳食、非要素膳食等形式注入人体胃肠道管饲方式,补充热量和营养素的治疗方法。

#### (二)肿瘤临床循证证据

ESPEN 非手术肿瘤患者 EN 支持指南的共识:恶性肿瘤放疗、放化疗期间推荐为避免治疗引起的体重丢失及治疗中断应使用强化饮食治疗和口服营养制剂以增加摄入热量(A 级别);化疗期间,常规肠内营养对于肿瘤组织对于化疗的反应或化疗相关的不良反应没有影响,因此,被认为不需要(C 级别);难治愈患者得到患者同意,非濒死阶段,提供肠内营养尽量减少体重丢失(C 级别);营养制剂选择标准型制剂,尚没有证据显示 n-3 脂肪酸可以在改善营养状态或提高机体功能有强有力的作用,但是,可延长进展期癌症患者的存活时间(C 级别)。

#### (三)EN 与肠道黏膜屏障损伤

肿瘤患者肠道黏膜屏障损伤应引起临床医师的关注。恶性肿瘤患者易发生感染和血内毒素水平增高,并以菌血症表现为主。推断与肠源性细菌、内毒素易位有关。肠屏障包括肠腔内正常菌群、分泌型 IgA、肠黏膜机械屏障、肠道相关淋巴组织及肝脏单核-吞噬细胞系统。正常机体肠腔内含有大量细菌及内毒素,正常肠黏膜可吸收少量内毒素。化疗、放疗、恶性机械性肠梗阻、癌性出血、穿孔、感染、营养不良、长期肠外营养,均有可能损害肠屏障功能,肠黏膜通透性增高,导致内毒素、肠道细菌易位。肠黏膜过多吸收内毒素引起炎症激活及细胞介质释放,导致全身炎症反应综合征、多器官功能障碍综合征甚至多脏器功能衰竭。肠道细菌易位发生部位有肠系膜淋巴结、胃肠壁浆膜、肝、脾、门静脉、外周血等,引起脓毒血症。肠内营养时因直接接触食糜,肠黏膜的增殖生长不断受到促进,同时,营养素由门静脉进入肝脏,机体自控营养素吸收,促门静脉血液循环和胃肠道激素释放,维护胃肠道组织的结构及功能,是最佳保护肿瘤患者肠道黏膜屏障功能、降低菌血症发生的方法。

#### (四)EN 适应证

正常胃肠功能而不能消化足够的口服饮食者;因头颈部癌吞咽障碍、食管癌、幽门梗阻、胃排空障碍者、各种抗肿瘤治疗引起的吞咽障碍的营养不良肿瘤患者。长期肠内营养安全有效,美国学者 Schattner MA 认为,长期的肠内营养可以很好维持能够行走的头颈部肿瘤患者体重,也同样适用于其他能够行走的肿瘤患者。各种原因导致进食障碍而胃肠功能存在的恶性肿瘤尤其是晚期患者,为了防止脏器功能的衰竭,支持治疗首选实施长期的肠内营养。

**(五)制订和实施 EN 计划**

包括膳食种类的选择、膳食日用量的计算、膳食输入途径和投给方式的选择,启动期到日常期膳食浓度与滴速的转换、膳食投给方式的转换等。

1.EN 制剂的选择

较理想的营养配方是高脂、低糖、高蛋白、含有免疫营养物。2000 年版《国家基本药物目录》中,将肠内营养制剂按蛋白质来源分为两类。

(1)氨基酸型和短肽型(要素型)肠内营养制剂:无须消化可以直接吸收,能全部被利用的精制食物,内含自然食物中所含各种营养素。氮源是以氨基酸混合物或蛋白质水解物,糖类则不需消化或很易消化,脂肪则为一些必需脂肪酸和易吸收的脂肪微粒。要素膳刺激胃腺体分泌作用很小,明显延缓胃的排空,临床不宜自主进食或向胃内滴灌注。十二指肠滴注要素膳可增加胰液体积。要素膳维护肠黏膜屏障、减少细菌易位作用显著,长期应用却不能防止小肠绒毛缩退。

(2)整蛋白型(非要素型)肠内营养制剂:以整蛋白或蛋白质游离物为氮源,包括天然食物经捣碎混合后制备而成的匀浆膳,或以牛奶为基质添加相关成分而成的牛奶基础膳食。国内尚无组件式肠内营养制剂,肿瘤内科临床也少用。

2.EN 制剂的添加

添加膳食纤维可避免肠黏膜萎缩,为肠道原籍菌提供养分而保护肠道原籍菌,促进肠蠕动,避免细菌易位,补充小肠能量吸收的不足,防止便秘和腹泻。

免疫营养物:在标准 EN 制剂中添加具有影响机体防御、炎性反应、肠屏障功能、组织氧化、氮平衡等特异性营养成分。特异性免疫营养物包括精氨酸、谷氨酰胺、$\omega$-3 脂肪酸、核苷酸。研究证明,这些物质可以减少肿瘤患者感染发生,却对延长生存无益。

3.EN 制剂输入途径

尽管有口服、咽造口、胃造口、鼻胃插管、鼻肠插管、空肠造口等多种途径,因多数患者使用 EN 时间很少超过 30 天,肿瘤内科临床首选鼻肠插管,空肠造瘘术对于长期应用者须选用。口服和鼻胃插管因延缓胃排空而只能进入少量膳食,根本无法保证机体对热量和营养素的需求。鼻肠插管喂养途径是经鼻插管在胃镜下过胃腔置入屈氏韧带水平以下空肠开口处,因已过幽门括约肌,可有效避免反流和误吸。

4.EN 制剂投给方式

有一次性投给、间歇重力滴注、连续滴注 3 种方式,后两种可以较好地满足肿瘤内科临床需要。间歇重力滴注多用于需要长期管饲者,将膳食置输液吊瓶内,经饲管缓慢滴注,每次 500 mL 左右,持续 80～120 分钟,每天滴注 3～4 次,饲喂节律接近正常餐食。连续滴注有泵入和持续重力滴注两种,营养吸收最好,因受设备条件限制,在鼻肠管饲启动阶段,肿瘤内科临床多采用12 小时以上重力滴注法。因一次性投给方式易引起腹胀、腹痛、腹泻、恶心与呕吐,患者难耐受,仅作为上述两种途径的补充。

5.EN 制剂投给、输注计划

用 7～10 天的时间启动,起始采用持续重力滴注法以稀、少、慢方式灌注 EN制剂,并逐步增加滴速和剂量,不足的热量及营养素补充需求量利用 PN 解决。推荐前 3 天,非稀释下 60 mL/h 滴速,第 4 天起,非稀释下 100～150 mL/h 滴速,第 10 天改用间歇重力滴注。

**(六)并发症**

包括胃肠道、代谢、感染、机械方面以及精神心理影响 5 个方面。

1.胃肠道并发症

最常见,其中10％～20％患者发生恶心、呕吐、腹泻、腹胀或便秘。恶心、呕吐多由胃排空功能障碍、肠麻痹等疾病相关因素,温度过低、气味难闻、脂肪比例高、乳糖含量高等 EN 制剂相关因素,输注速度过快引起;腹泻是指应用 EN 后发生多次稀便或一次较多的稀便,EN 高渗液引起肠道分泌增加最常见,其次可见于因疾病本身肠道对水分吸收障碍或分泌过多、乳糖不能耐受、EN 液温度过低,也不排除营养液污染。

2.代谢并发症

因过多输入水分引起心、肾、肝功能障碍;5％～10％高渗性脱水,老年患者高危;高血糖现象主要见于糖尿病;电解质、微量元素异常可见高钠、血钾异常、高氮质血症;管饲综合征(又称低磷血症):严重者下肢感觉消失、语言障碍、精神症状发作、昏迷、心肺衰竭等,严重营养不良是高危因素。强调严重营养不良是EN 的初期,监测血磷。

3.感染并发症

吸入性肺炎见于呕吐误吸而突然发生呼吸道症状,呼吸急促、心率加快、X 线片上有肺部浸润影。床倾斜30°半卧位、检查有无胃潴留表现、持续滴注、均匀输注可预防。

4.机械方面并发症

鼻胃空肠管异位入气管、胸腔、鼻、咽、喉、食管等不适、炎症、糜烂、坏死、溃疡、感染,气管食管瘘,食管静脉曲张破裂出血,管道打结、不能拔出,管腔堵塞、不通畅等。

5.精神心理影响

各种不适感,饥饿感,限制感,悲观感等。

### (七)EN 支持临床监护

1.临床表现监护

观察消化道反应,注意与化疗引起的消化道反应相区别。

2.代谢状况监护

观察 24 小时出入水量及相对频繁血生化和电解质检查。

3.各实施环节呵护

膳食温度、速度调节,正确体位,管路通畅和,膳食卫生和用量记录等。

4.评定患者的营养情况。

5.获取依从性

有效沟通、必要的等待、结合科普知识宣教。

综上所述,EN 具简便、有效、安全性强、合乎生理、便于肠黏膜屏障维护、减少细菌易位等诸多优点,只要患者存在消化道功能,就应首选。掌握 EN 适应证、选择合适的营养途径及营养制剂种类非常重要,而识别、预防和积极治疗并发症可以大幅度提高 EN 的效率。

## 七、肿瘤营养康复的现实需要

### (一)肿瘤患者数量逐年攀升

目前,我国处于恶性肿瘤发生率极快速上升时期。自 1970 年始,我国恶性肿瘤死亡率有 3 次 30% 的增幅,第一次用 20 年,第二次用 10 年,而第三次仅 6 年,恶性肿瘤已成为危及生命的常见疾病。其中,极易发生营养不良消化道肿瘤占年新发病例 43.3%。肿瘤疾病死因前 7 位中消化系统肿瘤占 4 位:胃癌、原发性肝细胞肝癌、结直肠癌和食管癌。肿瘤患者营养不良发生率高达 40% ～ 80%,晚期患者甚至超过 80%,并直接导致约 40% 患者死亡,这样的状况令人不寒而栗。

几乎所有肿瘤患者都要面对复发、治疗后康复和终末期治疗等问题。肿瘤患者的整个诊疗历程大致分 3 阶段:首先,积极抗肿瘤治疗(手术、化疗、放疗、分子靶向治疗等)缓解患者病情,提高生活质量及延长生存时间。然后,常规抗肿瘤治疗不再获益,或不易实施。为减轻患者的痛苦,改善其生活质量,多采用对症、支持的方法应对多样的临床征象。最后,为终末期患者提供临终关怀。因医疗技术快速提高,第一阶段有效治疗后大量新发患者生存下来,进入诊疗历程第二阶段。因分期较晚和反复接受损伤较大的抗肿瘤治疗,患者营养不良和能量营养素异常代谢陡然高发,对营养代谢治疗的需求增加,同时抗肿瘤治疗的技术难度也急剧升高。营养不良降低生活质量,增加医疗费用,占用医疗资源,削弱治疗效果,增加并发症,缩短生存时间。处于该时期肿瘤患者既要接受更高难度专业化极强的抗肿瘤治疗,更需要与之完全对应的营养代谢治疗,现有学科及临床专科设置几乎不可能满足这部分患者的诊疗需求,导致大量晚期肿瘤患者处于低质量生存状况,病情得不到规范诊治,加剧政府、患者家庭巨大资金和资源投入及社会劳动力大量浪费的被动局面,已成为重大公共卫生问题。

### (二)医护肿瘤营养诊疗水平低

肿瘤医师临床营养知识匮乏、临床营养学与肿瘤临床衔接不足,两学科复合型专业人才缺乏,已成为我国肿瘤疗效进一步提升的"瓶颈",是临床肿瘤学学科发展当前最迫切需要解决的问题之一。

### (三)诊治范围

具有病理组织学、细胞学诊断依据的恶性肿瘤患者,存在营养风险,发生营养不良、恶病质状态,胃肠功能障碍、咀嚼吞咽困难、抑郁症情况。这些患者来自:①肿瘤源性进食障碍者,头颈部恶性肿瘤致吞咽障碍,癌性浸润或手术严重损伤喉返神经致进食呛咳者,肿瘤占位引起消化道瘘及穿孔、机械/麻痹性梗阻,腹腔大量恶性积液,或肠管扩张。②医源性进食障碍者,化放疗导致重度口腔黏膜溃烂致吞咽障碍,化疗致消化道黏膜炎、重度腹泻,或胃肠功能暂时性完全或部分丧失,肿瘤术后消化道功能紊乱,和/或部分或完全丧失者,肿瘤放疗后组织粘连致消化道梗阻者。

经临床营养学、肿瘤学等系统评估,行抗肿瘤治疗联合能量营养素补充并干预其代谢过程的治疗及减症治疗。解决肿瘤临床上以下难题:①营养不良患者的抗肿瘤治疗。②纠正肿瘤患者能量营养素异常代谢状态,逆转治疗癌性恶病质及肿瘤营养不良。③肿瘤患者围术期临床营养干预。④治疗肿瘤患者消化道功能障碍,非手术适应证恶性肠梗阻肿瘤内科诊治。⑤治疗化学性、放射性、生物源性消化道损伤。⑥非濒死状态终末期患者能量营养素补充维护。

**(四)诊治方法**

1.营养风险筛查

ASPEN 给予的定义:"营养风险筛查是识别与营养问题相关特点的过程,目的是发现个体是否存在营养不足和有营养不足的危险。"

2.营养状态评估

营养状态评估分为筛查性评估及进一步评估。前者采用专业营养评估工具,利用病史及体格检查资料,对患者营养状况作出评价,评估营养不良的程度,不涉及实验室检查、器械检查。进一步营养评估则是综合利用所有相关资料,如病史、体格检查、身体测量指标、生化指标、器械检查结果,对患者的营养状况及功能状况进行综合评价,其结果不仅仅判断患者营养不良及其程度,而且要了解患者代谢及功能情况。

3.肠外营养支持

肠外营养支持即静脉营养,静脉途径输入能量和营养素的支持治疗方法。据患者生理需要,遵循"全面、均衡、足量却不过量"的原则,输入脂肪、碳水化合物、氨基酸、维生素、电解质、微量元素、水的全部营养物质。

4.肠内营养支持

肠内营养支持为患者消化道功能完全/部分存在,以要素膳食、非要素膳食等形式注入人体胃肠道管饲方式,补充热量和营养素的治疗方法。

5.口服营养补充

患者消化道功能完全/部分存在,除了正常食物以外,补充性经口摄入特殊医学用途(配方)食品。顾名思义,口服营养补充是以特殊医学用途(配方)食品经口服途径摄入,补充日常饮食的不足。

6.代谢调理治疗

代谢调理治疗利用药物和生物制剂,发掘营养素药物作用,提供生长迅速细胞必需营养物方式减缓机体分解代谢过程,促蛋白质合成,对人体能量营养素代谢进行干预。

7.局部减除肿瘤负荷的抗肿瘤治疗方法

肿瘤根治术、减积术,放疗,瘤体注射药物,各种固化瘤体组织的治疗,肿瘤供血血管阻塞。

8.全身给药减除肿瘤负荷的抗肿瘤治疗方法

对于抗肿瘤化疗,良好营养状态是肿瘤患者化疗顺利进行的前提条件,有效化疗减少患者肿瘤负荷是改善营养不良状态的基本保障。两者相辅相成。营养不良肿瘤患者的化疗耐受性差,应在传承临床技能及理论,缜密思考和循证证据基础上探索创新。兼顾患者耐受性、药物剂量和保证疗效间的平衡;抗肿瘤分子靶向治疗分子水平上,针对明确致癌位点(肿瘤细胞内蛋白分子或基因片段)设计治疗药物,特异性地选择与这位点相结合发生作用,致肿瘤细胞死亡,而不殃及正常组织细胞;抗肿瘤疫苗。

9.减症治疗

肿瘤营养不良患者常见疼痛、腔道梗阻、溃疡出血、抑郁症等,干扰进食同时大量耗竭机体储存的热量。积极有效地减症治疗可显著提升营养治疗的效率。

10.治疗肠道功能障碍

肿瘤营养不良患者常见肠功能障碍与疾病本身和抗肿瘤治疗不良反应有关。包括肠道传输功能、消化吸收功能、屏障功能障碍。及时诊断、积极预防、合理治疗,能明显改善肿瘤患者预后。

11.心理调节

50%左右肿瘤患者罹患抑郁症。抑郁症通过中枢神经系统对胃肠、内分泌系统产生干扰,抑制肠动力,减少肠黏膜血流量,加剧肠功能障碍,致血清神经递质深度变化而加剧机体应激状态。情绪舒缓协调交感神经和副交感神经活动,弱化机体应激状态。心理调节处理方法:①和善态度有助舒缓患者情绪;②教育患者,永远给患者希望;③及时有效处理不良症状,改善不良体征;④一定程度上告知患者疾病情况、治疗方法及其预期效果、不良反应等;⑤联合应用抗抑郁症、安眠、镇静药物治疗。

# 第三节  传统疗法康复

2006 年,肿瘤被 WHO 正式定义为一种慢性可控制的疾病。近年来,随着早癌筛查的逐渐推广,医疗水平的不断提高,临床新药的不断问世,恶性肿瘤治疗的有效率和生存率不断提高,生存期逐渐延长,与此同时,肿瘤患者的生活质量改善并未取得令人满意的进展。随着生物-心理-社会医学模式的不断发展,人们越来越重视肿瘤患者的躯体、精神和社会适应能力的综合健康,患者生存质量逐渐成为成为衡量肿瘤治疗效果的新指标,以提高生活质量为主要目标的肿瘤康复治疗已经成为临床上的迫切需求。我国在长期的医疗实践中,积累了丰富的康复治疗经验,在充分关注肿瘤患者生理的同时,对于心理、社会等因素的关注远早于西医,结合当代临床肿瘤康复学,传统康复疗法在肿瘤康复治疗中取得了长足的发展,并取得了良好的临床效果。

肿瘤传统康复疗法是在中国传统医学基础理论指导下,结合中国传统文化中的音乐、膳食等,以研究肿瘤康复医学理论、康复治疗方法、临床应用为内容,应用中医中药、心理干预、运动锻炼、饮食调养、音乐五行、针灸理疗与康复养生、民族医药等康复治疗手段,以全方位地促进肿瘤患者的生理、心理、社会整体康复,提高患者生存质量为目的的一门综合学科。

### 一、中医中药康复疗法

在传统康复治疗中,中医中药康复是指在疾病康复过程中,在中医理论的指导下,遵循"天人合一"和"形神合一"的整体观念,运用望、闻、问、切四诊合参的诊疗手段,探求病因、病性、病位、病机,观察人体内脏腑经络、气血阴阳的盛衰变化,判断邪正消长,进而得出病证分型,以辨证论治为指导原则,制定出"汗、吐、下、和、温、清、补、消"等治法,指导临床将中药制成各种丸散膏丹等剂型用于内服、外用,以调和气血、阴阳,减轻和消除患者形神功能障碍,促进其身心康复的方法,是中医康复技术中最常用方法之一。

中医中药康复治疗是我国特有的治疗方法,它对肿瘤患者手术、放疗、化疗、靶向治疗等治疗手段有增效减毒的作用,有助于提高患者的生存质量,延长生存期,在国内已被广泛地应用,在国外也日益受到重视并已应用于临床。

### (一)中医整体康复

中医认为恶性肿瘤是一种全身性疾病,是人体各组织、器官共同作用的结果,与正气亏虚,脏腑功能失调,气滞血瘀、痰湿凝滞、热毒凝结等有关,具有虚实夹杂的特点。肿瘤的发病与外感六淫邪气、饮食失宜、正气虚弱、情志失调等因素有关。

中医理论认为,六淫邪气侵入人体,客于经络、脏腑及气血,使气血阴阳失调,气滞血瘀,痰浊内生,日久成癌。《灵枢·九针》说:"四时八风客于经络之中,为瘤病者也。"提出"八风"停留在经络之中而为瘤病。《灵枢·百病始生》说:"积之所生,得寒乃生,厥乃成积也。"认为寒邪可以引起积病。《诸病源候论》述:"肿之生也,皆由风邪寒热客于经络,使血滞不通,瘀积而成肿也。"

饮食失宜,亦可使脾胃损伤,导致脾主运化及胃主受纳、腐熟水谷的功能失常,气机升降功能紊乱,致水液代谢失常,痰浊内生,痰凝血瘀,为肿瘤的发病提供了内环境。《诸病源候论》云:"癥瘕者皆由寒温不调,饮食不化,与脏气相搏结所化生也……若病虽有癥结,而可推移者名为瘕者,假也,谓虚假可动也。"

《黄帝内经》云:"精气夺则虚",又云"正气存内,邪不可干""邪之所凑,其气必虚",人体正气虚弱,不能抵抗外感邪气,维持人体生理功能的正常运行,导致气滞血瘀、痰瘀阻滞,为肿瘤的发病提供了环境,即如《景岳全书》所云:"脾胃不足及虚弱失调之人,多有积聚之病。"

中医将人的情志变化概括为"七情",即喜、怒、忧、思、悲、恐、惊,《素问·阴阳应象大论》云:"人有五脏化五气,以生喜怒悲忧恐。"七情是人体对外界事物和现象作出的正常的生理反应,是内在脏腑生理功能的外在体现,适当的情志变化可以宣泄人体的情绪,调节气机的运行,人体有自主的调节机制,因此并不会使人生病。七情变化可以影响到人体气机的运行,《素问·举痛论》云:"怒则气上,喜则气缓,悲则气消,恐则气下,惊则气乱,思则气结。"若这种影响长期存在,超过人体的调节能力,则会影响到人体内在脏腑生理功能,《素问·阴阳应象大论》云:"怒伤肝,喜伤心,思伤脾、忧伤肺、恐伤肾",导致气滞血瘀、气滞痰凝等病理变化,久而发为瘤病。《景岳全书》云:"噎膈一证,必以忧愁思虑,积劳积郁,或酒色过度损伤而成。"《外科正宗》云:"乳岩由于忧郁伤脾,积想在心,所愿不得志者,致经络痞涩,聚结成核。"均是情志失调而导致肿瘤的案例。

中药通过调节人体阴阳平衡、改变肿瘤生长微环境,促进肿瘤康复,在减轻患者放化疗毒副作用、肿瘤相关并发症治疗、提高肿瘤患者生存质量、延缓肿瘤复发转移等方面有一定优势。中药是肿瘤康复治疗的重要组成部分,已广泛应用于肿瘤的不同阶段,在肿瘤康复过程有重要地位。中药在肿瘤不同阶段的作用体现在如下几方面。

1.围术期

手术是早、中期肿瘤的主要治疗方法。手术在切除肿瘤病灶的同时,使患者正气受损,气血耗伤,打破了机体"阴平阳秘"的平衡状态,导致机体免疫力低下,同时出现各种不同的手术相关并发症。手术同时存在局限性,手术仅能切除肉眼可见的病灶,亚临床癌细胞存在于人体,此时癌细胞暂时处于休眠状态,癌细胞激活便可成为癌症复发转移的原因。中医认为正气亏虚是导致肿瘤的复发和转移的主要原因,因此根据术后患者正气亏虚的特点,采用"扶正培本"的治疗原则,根据机体的运用补气、补血、补阴、补阳的中药扶助人体正气,调节机体阴阳、气血、脏腑、经络功能平衡,提高机体免疫力,促进机体恢复,增强抗癌能力,能有效减少肿瘤患者手术并发症和术后复发、转移。

2.辅助治疗期

肿瘤术后常需要配合放、化疗,尽可能杀灭肿瘤细胞。放、化疗杀灭肿瘤细胞的同时,对正常细胞也有杀灭作用,进而出现众多不良反应,如恶心、呕吐、神疲乏力、骨髓抑制等。中药配合放、化疗具有增效减毒的作用,采用扶正与祛邪结合,使中医药达到协同抗肿瘤作用。临床研究显示中药可以减低化疗药物的毒副作用,有效预防和缓解恶心、呕吐等症状,提高患者对化疗的耐受性,改善其生活质量。中医认为化疗引起消化道不良反应的病机主要是药物损伤脾胃,耗气伤阴,使中焦气机升降失调。因此治疗以健脾益气,调畅气机,降逆止呕为主。疲劳是化、放疗常见不良反应之一,轻则精神萎靡不振,重者全身无力,严重影响患者生活质量。许多中药如黄芪、白术、党参等可以改善化疗引起的疲劳。

3.随访观察期

肿瘤患者完成手术及放、化疗治疗后,基本上完成了前期治疗方案,开始进入临床随访观察期。预防肿瘤复发及转移是肿瘤康复的重点和难点,目前西医对维持和巩固治疗的作用有限,中医药在其中显得尤为重要。中药通过增强免疫系统功能、调节机体内环境等机制达到抑制肿瘤作用,在肿瘤康复中有重要作用。研究显示,多种中药具有调节免疫作用,如黄芪、茯苓、白术、党参、菟丝子及黄精等。同时研究显示抗肿瘤中药通过神经、内分泌、免疫调节等方式发挥抑制肿瘤作用,具有类似生物调节剂的作用。因此随访观察期通过运用中药治疗可以有效预防肿瘤复发及转移,改善肿瘤患者预后,提高肿瘤患者生存质量。

4.肿瘤终末期

终末期肿瘤患者肿瘤多已多发转移,导致严重的脏腑功能失调,气血衰败,出现疼痛、恶病质等衰竭症状,临床死亡风险较大,因此,终末期肿瘤患者以提高生活质量,改善临床症状为主要治疗目标。中医中药康复治疗已经成为终末期肿瘤患者康复治疗的主要治疗手段之一,且因其临床疗效确切、不良反应小而被临床广泛应用。终末期肿瘤患者的中医中药康复治疗以扶正为主,兼顾健脾和胃、理气化痰、活血化瘀等治疗原则,能显著改善患者情志状态,促进食欲,减轻疼痛,缓解临床症状,提高患者生存质量。如针对终末期肿瘤患者出现的疼痛症状,中药外敷可配合口服止痛药物联合止痛,以增强止痛效果,减少止痛药物使用剂量。中药也能促进肠道功能,有效改善阿片类药物引起的便秘症状。

(二)中医辨证康复

辨证论治是中医学理论和实践的精髓,辨证康复是中医学辨证论治特点在肿瘤康复治疗中的具体表现,是肿瘤个体化治疗的集中体现和高度概括。中医通过望、闻、问、切,四诊合参,脏腑经脉辨证、八纲辨证、卫气营血辨证、六经辨证和三焦辨证等辨证方法,分析疾病的病因、病机,确定其证型。如肺癌早期,以邪实为主,治疗以活血化瘀、行气散结软坚、清热解毒为主。肺癌晚期,以正虚为主,兼有痰瘀互结之证,治疗以扶正培本为主,兼顾清热解毒、软坚散结、行气活血等治法。中药治疗根据患者病情不同,疾病阶段不同,需要分清轻重缓急、正邪虚实灵活辨证施治。

**(三)中医辨病康复**

中医辨病康复是指在辨证康复用药的基础上,根据古代文献记载,并结合现代药理学研究结果,选用一些具有抗肿瘤作用的药物。中药的软坚散结药如夏枯草、山慈菇、七叶一枝花、猫爪草、胆南星、穿山甲等;活血化瘀药如三七、土鳖虫、地龙、守宫等;清热解毒药如白花蛇舌草、半枝莲、天花粉、山豆根、猕猴桃根、半边莲等均具有一定的抗肿瘤作用,临床可根据不同种类及不同部位的肿瘤选择抗肿瘤中药,也可在辨证用药的基础上使用有抗癌作用的中药。

**二、针灸、养生疗法康复**

**(一)针刺疗法康复**

针刺是以中医理论为指导,指把毫针刺入患者身体某一穴位,运用捻转与提插等手法来治疗疾病的一种方法。针刺疗法治疗肿瘤,有疏通经络,宣散气血,解毒散瘀的作用。现代研究认为,一方面,针刺疗法能够加强血液循环,促进新陈代谢,从而能够促进肿瘤的萎缩和吸收;另一方面,针刺疗法利用经络俞穴对人体各个系统的调节作用,通过提高机体的抗病能力,包括抗肿瘤能力,提高肿瘤患者免疫力,从而能够抑制肿瘤的生长、发展和转移。

1.针刺的康复作用

(1)镇痛作用:中医理论认为,气血运行不畅,就会产生疼痛,称作"通则不痛""不通则痛"。通过针刺相关穴位可"通其经脉,调其气血",从而能活血化瘀,使气血通畅,治疗癌痛。现代通过大量的实验研究证实了针刺镇痛或麻醉的原理主要包括神经机制与体液机制,针刺可使机体产生内啡肽等镇痛物质、可降低前列腺素 $E_2$ 等炎性致痛物质浓度,从而镇痛。针刺既可以治疗急性发作的神经性疼痛,也可以治疗由炎症等原因引起的慢性、持续性疼痛。

(2)调整作用:针刺治病,其治疗原则与内服中药一样,虚症用补发,实证用泻法,以纠正机体偏盛或偏衰的功能状态,使之恢复到平衡状态,这种作用我们称为调整作用。针刺对机体生理、病理过程的影响具有"良性、双向性""整体性、综合性"和"功能性、早期性"的特点。

（3）免疫调节作用：免疫调节作用即"扶正祛邪"。扶正，是扶助正气的意思，也就是增强机体抵抗力；祛邪是驱除致病因素。针刺正常人的足三里、合谷穴后，白细胞对金黄色葡萄球菌的吞噬指数会上升 1～2 倍，吞噬能力也相应提高，针刺后 24 小时达最高峰，72 小时恢复正常。由此可见，针刺对人体免疫功能具有调节作用。

（4）组织修复作用：组织修复作用或称为"康复作用"，指针刺不仅能促进外周组织器官损伤的恢复，而且能促进神经系统运动功能、感觉功能损伤或疾病的恢复。实验证明，针刺可以减少炎性渗出物，使血管通透性降低，具有抗炎作用。

**2.注意事项**

（1）患者在过饥、疲劳及精神紧张时，不宜立即进行针刺治疗。对身体瘦弱、气血亏虚的患者，应取卧位，针刺手法不宜过重。

（2）在位于神经干或神经根部位的俞穴进行针刺时，如患者出现点击样放射感，应立即停针或退针少许，不宜再作大幅度反复捻转提插，以免损伤神经组织。

**（二）艾灸疗法康复**

艾灸是指采用某些燃烧材料（艾绒或其他药物）制成的艾炷或灸条，点燃后熏熨体表的一定部位，以调整经络脏腑功能，达到防治疾病的一种方法。通过温经通络、祛风解表、温肾健脾的原理，辅助正气，适用于肿瘤合并虚寒病证，如痰饮、水肿、腹痛、呕吐、痿痹等症。

**1.灸法的康复作用**

（1）温经通络、散寒除湿：临床上多用于外邪留滞，气血运行不畅引起的痹症、疮疡疖肿、扭挫伤等疾病。

（2）升阳举陷、扶阳固脱：用以治疗脾、肾阳虚，命门火衰引起的久泄久痢，以及气虚下陷之脱肛、脏器下垂等症。

（3）预防疾病、保健强身：灸足三里、中脘，可使胃气常盛、气血充盈；灸命门、关元、气海可温阳益气、填精补血。因此，艾灸是重要的防病保健方法之一。

（4）拔毒泄热，引热外出：唐代《备急千金要方》中指出灸法对脏腑实热有宣泄的作用，该书多处对热毒蕴结所致的痈疽及阴虚内热证的灸治做了论述。

**2.注意事项**

（1）颜面部、大血管或重要脏器附近，应尽量避免施灸或选择适宜的灸疗。

（2）昏迷、感觉迟钝或消失的患者，应避免灼伤。

（3）非化脓灸时，灸灼过度局部可出现水疱，如果水疱不大，一般可自行吸收。如果水疱过大，可用注射器抽出水疱内液体，用无菌原则换药直至痊愈。

（4）化脓灸时，在化脓期、水疱破溃期，均应忌鱼腥、刺激性食物，以免影响创面愈合。

（5）施灸时，要注意用火安全，防止艾灰脱落灼伤患者或烧坏衣服、被褥，灸法结束后必须将艾绒熄灭，预防火灾。

（6）孕妇腹部和腰骶部禁灸。

**（三）养生疗法康复**

**1.五脏养生防癌**

（1）心主神明，养心防癌：中医学认为心为"君主之官"，主神明，为血脉之主，统管人体的生命活动，心脏功能异常就会出现各种疾病乃至癌症。研究发现许多肿瘤患者存在免疫功能下降，这与"身为君主之官"的心功能失调密切相关，心之气血阴阳不足，对脏腑经络的监管不力，无法及时发现体内癌毒的异常聚集并予以清除，久而久之，这种免疫系统的"死角"就会变成癌细胞滋生的温床。所以，养心安神的中药在癌症治疗中具有重要作用。

（2）肝主疏泄，柔肝防癌：肝的主要生理功能是主疏泄，即肝气能够疏通、畅达全身气机。肝失疏泄是癌症发病的主要原因之一，但凡癌症及肝者多为难治。从脏腑经络系统上，足厥阴肝经的经络循行路线看，肝经起于大趾，循足跗，上内廉，循股阴，入毛中，过阴器，抵小腹，挟胃，属肝，络胆，上贯膈，注肺，布胁肋，循咽喉，连目系，环唇内，上至额颠，交太阴而通三阴经，交阳明而通三阳经，交督脉而通奇经八脉，可谓贯穿上下，循行部位广，涉及面广，所以临床中，肝转移常常是肿瘤临床中常见的现象，也是肿瘤病情出现恶化的关键环节。

（3）脾主运化，健脾防癌：脾的功能主要是主运化及统血。脾为"后天之本，气血生化之源"，人体四肢百骸皆赖脾以濡养。脾的运化功能障碍在肿瘤的发病中占有重要地位。在临床中可以发现，绝大多数肿瘤患者都存在四肢无力、迅速地消瘦、体重下降直至出现恶病质的症状，为脾脏功能障碍的临床表现。

（4）肺主宣肃，润肺防癌：肺的主要生理功能是主气之升降，司呼吸，参与调解水液代谢，朝百脉，主治节。临床中，由于各种疾病因素集中于肺，久而久之，耗伤正气，肺气不足并进一步导致全身之宗气生成不足，就会出现气短气促、疲乏无力等症状，许多肺癌患者都是以疲乏为第一症状就诊的。故而在肺癌的中医治疗中，益气养阴是重要的治疗大法之一。

（5）肾主封藏，补肾防癌：肾的主要生理功能是主封藏，主水，主纳气。在肿瘤的临床防治中也常常将补肾作为治疗大法之一,临床中常常见到晚期肿瘤患者呼吸困难,喘促不宁,用止咳平喘的药物疗效不显著,这就是肾失封藏的表现。在肿瘤患者身上,还常常见到骨质疏松、记忆力减退、脱发、耳鸣以及听力下降等现象,这也是肾精不足的体现。

2.四季养生与防癌

(1)春季:春季阳气生发,万物复苏,欣欣向荣,生机盎然,顺应天地,应晚睡早起,散布于庭,活动肢体,精神上要条达舒畅,如反其道,会损伤及肝。所以春季养生不当、不注意调养,容易伤肝,肝伤则不能生心火,到了夏季则火不足,火不足则寒水生,容易引发寒型疾病,肿瘤属阴瘤,对于癌症患者来讲,春季养肝非常重要。

(2)夏季:夏天是一年里阳气最盛的季节,气候炎热而生机旺盛。此时要顺应自然,注意养生,对防病保健是大有裨益的。夏季养生重在护心,对于癌症患者而言养生非常重要,要注重心神的调养,要胸怀宽阔,精神饱满,以利于气机的通泄,防止心火内生。民间有"夏练三伏"的说法,坚持夏季锻炼对于心肺功能、消化功能都有增强作用,能增强体质,提高机体的抗病能力,对肿瘤具有一定的预防和康复作用。

(3)秋季:中医学认为,燥为秋的主气,易伤津液,内应于肺,易耗肺阴。而气阴耗伤亦是肺癌发病主要病机之一,有研究称秋季人体免疫力下降,抗病力减低,容易生病。秋季养生的重点就在于养阴护肺。

(4)冬季:冬天是自然界万物闭藏的季节,人体的阳气也是潜藏于内。因此,冬季养生的基本原则是要顺应体内阳气的潜藏,以勉阴护阳为根本,使两者协调。冬季养生重点在护肾。古今养生家都重视冬练三九,即练体魄,增强克服困难的意志,又能增强抗寒防病能力。

# 第四章

# 肿瘤的介入治疗

## 第一节 肝 转 移 瘤

### 一、概述

肝脏是消化道及身体其他部位恶性肿瘤最易发生转移的部位。胃肠道肿瘤血行播散,首先经门静脉转移至肝脏,结直肠肿瘤发生肝转移者占 40%～79%。国外转移性肝癌较多,与原发性肝癌之比为(13～65):1,国内发生率较低约为原发性肝癌的 1.2 倍。

### 二、发病机制

任何血行播散的肿瘤均可由肝动脉转移到肝脏,这是肝转移灶的主要途径。回流入门静脉的脏器患有肿瘤时,如食道下端、胃、小肠、直肠、结肠、胆囊、胰腺等部位恶性肿瘤,均可产生肝转移。还有淋巴道转移和直接侵犯者,部分患者,不能发现原发病灶。

### 三、病理

多为多发结节,边界清或不清。可保留着原发肿瘤的一些特征。

### 四、辅助检查

#### (一)影像学诊断

1.超声成像

超声成像应作为首选检查手段。通常表现为低回声,常为多发、分散、结节样,在各种来源的转移瘤中央产生坏死或出血时都在低回声的瘤体中央出现更低回声区。一般无肝硬化,有肝外原发癌,大都多发,晕环较厚,瘤块内呈靶状,同心层状结构,中心液化多见。

2.CT 增强扫描

CT 增强扫描敏感性 75%～80%,特异性 95%,可发现肿瘤血管,动静脉分流及小结节灶动脉期一过性强化等表现。转移性肝癌的形态密度可各不同,与周围正常肝实质对比,通常表现为低密度,但有的也可等密度,并且密度可均匀也可不均匀;边缘可清楚、锐利或模糊不清;若转移瘤坏死而在中央形成囊腔,因其周围有厚薄不一,且边缘通常不规整的肿瘤组织环绕,可呈现所谓"双重轮廓"。很少转移瘤直接表现为囊性。动态 CT 扫描,若转移瘤血供丰富可见动脉期内强化明显,且可超过正常肝实质,至门静脉期见造影剂流出;有的转移性肝癌先从周边开始呈环状强化,然后逐渐向瘤内扩展,增强时间较长;部分转移性肝癌增强后由于中央坏死区显示低密度,其周围瘤组织呈环形强化,而强化影周围又有一圈低密度影,通常称为"牛眼征"或"靶样同心圆"现象。

3.磁共振成像(MRI)

MRI 最为敏感,常见靶征、晕征、灶旁水肿征及圈饼征等特异性征象。增强扫描可见有壁结节及强化边,瘤灶完全坏死或囊变时 $T_2WI$ 呈明显高信号,大部分病例可作出定性诊断。

4.血管造影

血管造影仅用于诊断困难的病例,不作为常规检查方法,可根据血供情况,分为富血管型、等血管型和乏血管型。

5.胸片正侧位或胸部 CT

胸片正侧位或胸部 CT 可除外肺转移。

**(二)实验室检查**

(1)一般实验室检查:血常规、尿常规、便常规、肝肾功能、出凝血时间、血型、血糖、糖耐量等。

(2)心电图、心功能。

(3)原发癌的肿瘤标志物 CA19-9、CEA、CA125 等。

## 五、介入治疗

**(一)适应证**

局限性肝脏转移性肿瘤都可以介入治疗,富血供者更佳。

**(二)禁忌证**

1.相对禁忌证

(1)造影剂轻度过敏。

(2)肝功能 Child 分级为 3 级。

(3)肿瘤占肝体积 70％以上。

(4)凝血功能减退、有出血倾向,凝血时间大于正常 2 倍。

(5)白细胞计数$<4\times10^9$/L,血小板计数$<70\times10^9$/L。

2.绝对禁忌证

(1)肝肾功能严重障碍:总胆红素$>51\ \mu$mol/L、ALT$>120$ U。

(2)大量腹水、全身多处转移。

(3)全身情况衰竭者。

**(三)术前准备**

(1)影像学、实验室检查资料的准备。

(2)碘过敏试验(一个月内未行过 CT 增强扫描者)。

(3)会阴部备皮。

(4)术前明确诊断,最好作出病理学类型诊断。

(5)器械的准备。

(6)药物的准备:化疗药物、止吐药物、造影剂、栓塞剂(碘油)。

(7)术前禁食 4 小时。

(8)签署知情同意书(包括接受碘造影剂知情同意书)。

**(四)操作技术**

(1)患者体位:仰卧位。

(2)准备器械。

(3)冲洗所有动脉鞘和导管。

(4)常规腹股沟区消毒铺巾。

(5)腹股沟局部麻醉,Seldinger 法穿刺股动脉。

(6)放置 5F 动脉鞘。

(7)肝素化。

(8)使用 5F 肝动脉导管选择性动脉插管。

(9)将导管分别选择性置于腹腔动脉、肠系膜上动脉行动脉造影,若可见肿瘤供血血管,经该动脉灌注化疗;若未见肿瘤供血动脉,则可根据肿瘤部位行肝固有动脉或肝左、右动脉灌注化疗。

（10）灌注化疗方案：可根据原发癌或其病理类型选择化疗药物，常用有吉西他滨 800～1 000 mg/m²；亦可使用 5-FU 500～700 mg/m²，草酸铂 100～130 mg/m²，表柔比星、羟喜树碱等亦常使用。

（11）若造影下见肝内转移瘤血供较丰富，可在灌注化疗后给予栓塞治疗，栓塞剂可选择超液化碘油，栓塞时应在透视下监视，以免误栓非靶器官；若为乏血管型，仅做灌注化疗（图 4-1）。

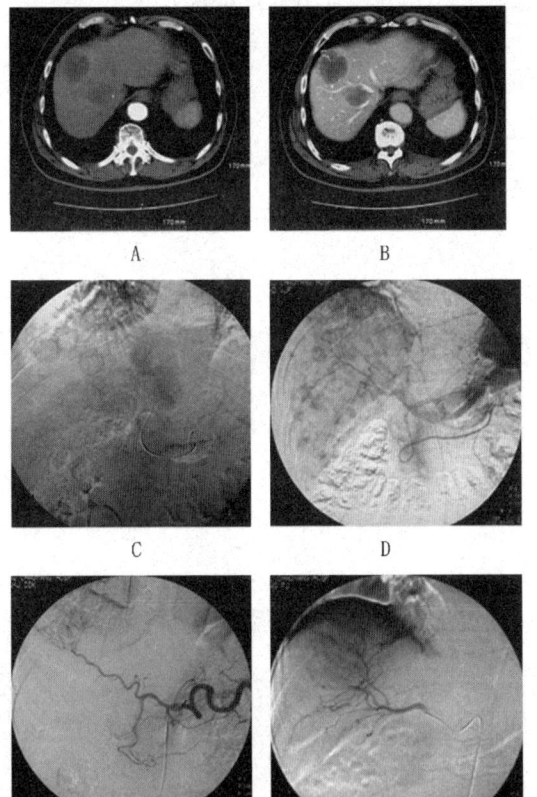

**图 4-1　转移性肝癌**

A、B.转移瘤增强 CT，可见环形强化；C.肺小细胞癌术后肝转移，造影后期见典型"面包圈"样转移瘤表现；D.胰腺癌肝转移，造影可见多发圆形染色灶；E、F.直肠癌术后肝转移，肝顶部可见浅淡染色

（12）引起梗阻性黄疸的患者行胆道引流或内支架置入术。

**（五）术后处理**

（1）拔出导管及动脉鞘后，局部压迫 5～10 分钟，并加压包扎 12～24 小时。

（2）介入科常规护理。

（3）常规抗感染治疗3～5天。

（4）充分补液、保肝、对症治疗（止吐、退热等）3～5天。

（5）3天后复查肝肾功能、血常规，一周后复查原发癌相关肿瘤标志物。

**（六）并发症**

（1）与血管内操作相关的并发症：血肿、动脉夹层形成、动脉痉挛、闭塞。

（2）与化疗药物相关的并发症：恶心、呕吐、疼痛、发热、骨髓抑制、肝脏功能损害、肾功能损害。

（3）造影剂过敏：急性、迟发性。

（4）感染。

**（七）疗效评价**

（1）WHO实体瘤评价标准评价客观有效率：CR、PR、SD、PD。

（2）原发癌相关肿瘤标志物的动态随访、KPS评分再评价。

## 六、预后

总的来说，肝脏转移性肿瘤的预后不好，有报道TACE总有效率87%，1年和2年生存率得到提高。原发肿瘤术后，原发部位无复发的，疗效相对好。

# 第二节 胆道恶性肿瘤

## 一、经皮经肝胆道造影术

### （一）适应证

经皮经肝胆道造影术（PTC）最初多应用于阻塞性黄疸的病因诊断和黄疸类型的鉴别，特别是肝内结石的诊断。近年来，随着医学影像的发展，超声、CT、MRI及ERCP等新的检查技术和手段的临床应用，单纯PTC在临床上的应用范围受到了限制。其主要适应证如下。

（1）ERCP造影不能充分到达或满意显示的肝内胆管结石者；行ERCP检查未成功者。

（2）幽门狭窄，BillrothⅡ式胃切除术后胆管空肠的吻合等难以实施ERCP者。

（3）各种原因所致胆道梗阻,如胆管癌、胆囊癌、壶腹癌、壶腹周围癌、胰腺癌、肝癌、转移性肝癌、肝门或胰腺周围淋巴结转移瘤、十二指肠癌等恶性肿瘤,各种医源性胆道狭窄如肝移植术后梗阻性黄疸、胆肠吻合口肿瘤复发或吻合口狭窄等。

（4）化脓性胆管炎需要行经皮肝胆汁引流者。

**（二）禁忌证**

（1）有明显的出血倾向者。

（2）呼吸困难,不能很好屏气配合检查者。

（3）碘过敏和麻醉药物过敏者。

（4）腹水潴留而肝脏与腹壁分离者。

（5）穿刺路径有占位性病变者。

**（三）术前准备**

**1.物品准备**

局部消毒与麻醉器具及术中所用物品和药品,如无菌纱布、局麻药、造影剂、注射器等;造影一般用 22 G 千叶穿刺针。

**2.患者准备**

术前 2 天测定凝血酶原时间;术前早晨禁食水,清洁肠道;检查前 20 分钟肌内注射硫酸阿托品和地西泮;静脉滴注胆道排泄性抗生素;造影时检测血压、呼吸、脉搏等生命指标。

**（四）操作技术**

实际操作大多在 X 线透视的引导下进行,近年来,在超声引导下进行穿刺也开始逐渐增多,但造影仍要在 X 线下进行,超声引导有助于选择穿刺胆管提高穿刺成功率,并可减少 X 线辐射,特别是对于右肝叶切除、肝叶萎缩或胆管变异者成功率更高。本文介绍 X 线透视下进行 PTC 操作技术。

（1）患者取仰卧位,在确定其右侧腋中线后,透视下取右侧腋中线肋膈角下 2 个肋间隙作为穿刺点,穿刺左肝管时需结合 CT 表现在剑突下右肋缘旁定位穿刺点。以穿刺点为中心对局部皮肤进行消毒,用利多卡因 10 mL,对已确定的穿刺点进行局部麻醉,在向肝表面进针行深部麻醉时,患者闭住气后方可进行。

（2）在穿刺右肝胆管时,穿刺针可向 $T_{11}$ 和 $T_{12}$ 椎间盘方向进针,进针深度以距椎体右缘2 cm。穿刺左肝胆管时可取垂直偏右方向进针,刺入肝脏后让患者轻轻呼吸,这样可以避免或减少肝被膜的裂伤。确认穿刺针是否刺入胆管时有两种方法:一是用注射器抽吸,看是否有胆汁流出来确定;二是在透视下一边推造影剂一边缓慢退针的方法。当穿刺针已接近肝被膜,而胆管仍没有显影时,勿将针尖完全退出肝被膜,再次让患者闭住呼吸行下一次穿刺,这样可以减少肝被膜的损伤。造影剂成树枝样分布并向远侧胆管扩散,停止注射后不消失是刺中胆管的表现。造影剂在肝实质内表现为团状影,造影剂呈树枝状分布,但停止注射后造影剂消失是在血管内的表现。

(3)当确认穿刺针成功进入胆管后,嘱患者轻轻呼吸并固定好穿刺针,以防针尖自胆管内脱出,根据针尖进入胆管的深度,决定是否引入导丝置换造影导管,在透视下缓慢注入造影剂,直到胆管充分显影后,分别于前后位、右前斜位、左前斜位等多体位摄取胆管造影片,造影过程中,如患者感到上腹部有压迫感或疼痛时,应停止注入造影剂(图 4-2)。

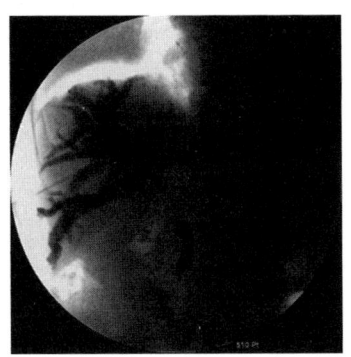

**图 4-2 胆管造影**

显示肝内胆管扩张,左右肝管扩张至胆总管上段时胆管突然截断

### (五)术后处理

(1)抽出混有造影剂的胆汁,可注入适量的含庆大霉素的生理盐水。

(2)拔出穿刺针后,局部压迫止血,覆盖消毒敷料。

(3)术后平卧 6~8 小时,观察血压、脉搏和腹部及全身情况。

(4)术后应酌情给予广谱抗生素。

### (六)并发症

应用细针(Chiba 针)进行 PTC 并发症较粗针明显减少,总体并发症发生率约在 4%,死亡率约为 0.13%,常见的并发症主要有出血、胆漏、败血症、气胸等。

## 二、经皮经肝胆汁引流术

### (一)适应证

(1)手术不能切除的恶性梗阻性黄疸,包括肝癌、胆管癌、胰腺癌、壶腹癌、转移癌等。

(2)各种因素致使外科手术危险性加大,如年老体弱、心肺功能差等。

(3)外科手术前作暂时性引流以改善全身情况,为手术做准备。

### (二)禁忌证

无绝对禁忌证,相对禁忌证如下。

(1)严重出血倾向患者,治疗后仍不能纠正。

(2)大量腹水、全身多处转移。

(3)终末期患者。

(4)弥漫性胆管狭窄。

### (三)术前准备

(1)影像学、实验室检查资料的准备。

(2)碘过敏试验。

(3)器械的准备 Chiba 针,带聚乙烯套管的穿刺针,鞘管、导丝、造影导管、引流管。

(4)药物的准备,利多卡因、造影剂、止吐药物及阿托品等抢救药品。

(5)术前 4 小时禁食水。

(6)签署知情同意书(包括接受碘造影剂知情同意书)。

### (四)操作技术

(1)患者仰卧位,经皮经肝行胆管造影,了解胆管扩张情况。

(2)如穿刺角度较理想,可引入微导丝,撤出穿刺针,沿导丝引入鞘管。如穿刺角度不理想可撤出穿刺针,选择理想角度后重新利用 Chiba 针或 5 F 套管针穿刺已经显影的肝内胆管,成功后引入鞘管。

(3)经鞘管送入 KMP 导管至梗阻近端,试探性将 0.035″弯头超滑导丝越过病变。

(4)若不能通过梗阻,则置放 8 F 外引流管,2 天后再试,胆道系统减压后或许可通过梗阻。

(5)一旦通过梗阻,将导丝送入十二指肠和空肠。

（6）沿导丝跟进5FKMP导管，将超滑导丝更换为0.035″145 cm长Amplatz超硬导丝。

（7）扩张穿刺道，置放8 F或10 F胆汁内外引流管（IE-BD）。

（8）IE-BD导管远端要超过Vater壶腹，在十二指肠内形成襻环。

（9）注入造影剂确认近端侧孔位置，确保侧孔都在胆道内，确保梗阻两端都有侧孔。

（10）用3-0单丝尼龙线或专用胶粘固定器将引流管固定在皮肤上行胆管造影，进一步明确胆管扩张情况、梗阻部位。

（11）高位梗阻性黄疸患者左右肝管不相通时，仅留置一根引流管不足以达到减轻黄疸的目的，必要时可插入2根或3根引流管（图4-3）。

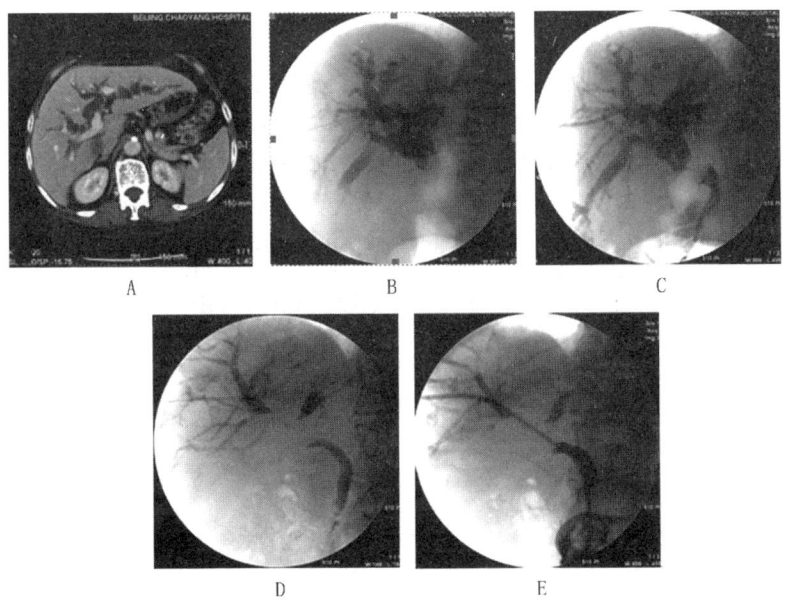

**图4-3  经皮胆汁引流术**

A.CT显示肝内胆管扩张明显；B.PTC显示肝内外胆管及左右肝管扩张至肝门区突然截断；C.经皮穿刺留置外引流管，引流管前端位于肝总管内；D.PTC显示肝内胆管扩张，以右侧明显，左右肝管不通；E.经皮穿刺留置内外引流管

**（五）术后注意事项**

（1）患者静卧8～12小时，观察患者血压和脉搏情况；充分补液、止血、补充电解质、对症治疗；常规抗感染治疗3～5天。

（2）如果引流管引出的胆汁中混有少量血液，可暂时进行观察，通常1～2天后就可自行消失,出血的原因多是由于插管操作或是由于穿刺针多次穿刺所致;出血量较汹涌时需除外肝动脉出血可能。

(3)内外引流术后6小时化验血淀粉酶,正常范围者可进食;升高者需禁食,进行补液、减少胰腺外分泌、对症等治疗,复查淀粉酶正常后方可正常进食。

(4)针对胆汁流出所引起的腹痛、寒战等症状,一方面可采用半卧体位以使腹膜炎局限,另一方面应给予镇静剂,静脉滴注肾上腺皮质激素和广谱抗生素。

(5)引流管通畅时无须每天冲洗引流管,如果引流液黏稠,含有脓性成分,每天用50～100 mL等渗氯化钠注射液与$1.6×10^5$ U庆大霉素冲洗引流管2次;引流袋每2～3天更换新引流袋;出院前教患者家属学会护理引流管,防止生硬牵拉引流管;每4～6个月需更换引流管。

**(六)并发症及防治**

并发症发生率报道不一,一般认为发生率为4%～10%。

(1)出血:可能发生腹腔内和胆管内出血。腹腔内出血可以使肋间动脉损伤出血,也可由肝实质破裂引起,沿肋骨上缘穿刺可避免穿刺到肋间动脉,进出针时嘱咐患者屏气及重新穿刺时针尖在肝包膜内调整方向穿刺可减少肝实质出血的概率。胆管内出血是较常见的并发症,胆管和血管多相伴而行,多是穿刺血管产生,如为静脉出血,多可自行止血,如为肝动脉出血,出血多较汹涌,常需肝动脉栓塞或外科治疗。

(2)菌血症、败血症等感染症状:术前术后应用广谱抗生素,严重胆道感染患者,尽量减少穿刺次数,尽可能将感染胆汁抽尽,胆道造影时避免胆道压力过高可减少胆道感染的发生。

(3)胸腔并发症:气胸、血胸、胆汁胸,主要是由于穿刺部位选择不当或者将穿刺针过度偏向头侧所致。

(4)胆漏:胆汁漏到腹腔形成胆汁性腹膜炎,多是由于多次穿刺,胆汁沿穿刺道漏出引起,在留置引流管减压后多可消失,导管引流不畅时胆汁可沿引流管流到腹腔,更换引流管后可消失。

(5)造影剂过敏:急性、迟发性变态反应。

(6)引流管堵塞、脱落或皮肤穿刺点感染。

(7)十二指肠溃疡、出血、穿孔:内外引流时可引起十二指肠溃疡、出血,严重者可引起穿孔。

(8)胰腺炎:当行胆汁内外引流时,引流管影响胰管时可发生胰腺炎,内外引流4～6小时后复查血淀粉酶,如明显升高者给予补液、禁食水及抑制胰腺分泌治疗可预防胰腺炎的发生。

### 三、经皮经肝胆道支架置入术

经皮经肝胆道支架置入术是在胆道引流术的基础上经皮经肝在胆道内置入金属支架(EMS),从而进行胆汁内引流,保证了正常的胆肠肝循环,使引流接近生理状态,提高了患者的生活质量。

**(一)适应证**

基本同经皮经肝胆汁引流术的适应证,胆总管狭窄闭塞者为最佳适应证,对于肝门区胆管梗阻者,如需 3 枚支架以上者才可引流充分者不建议进行支架置入术。

**(二)禁忌证**

同经皮经肝胆汁引流术禁忌证。

**(三)操作技术**

(1)首先经皮经肝行胆道造影术,确认胆管狭窄的范围,随后送入套管和导丝,方法同经皮经肝胆汁引流术;一般留置引流管行胆道外引流或内外引流 2 周后再行支架置入术。

(2)局部消毒后经引流管注入造影剂再次明确梗阻部位、程度和范围。

(3)经引流管插入导丝并将留置的引流管退出,沿导丝引入导管鞘及导管,在导丝的引导下尝试将导管越过狭窄部进入十二指肠内,导管跟进后交换为超硬导丝。

(4)沿超硬导丝送入球囊导管行胆道扩张术后,撤出球囊导管,可根据球囊导管扩张的情况选择长度和直径适宜的支架,沿导丝引入支架系统并将其越过胆管狭窄段,待位置确定后,在透视监视下缓慢释放支架。

(5)支架释放成功后,通过导管注入造影剂,以确认胆管的开通情况。如支架展开良好,造影剂很顺畅地进入十二指肠,则可留置外引流管,留置 48 小时以上造影复查胆道通畅后即可拔管;若支架展开不很充分,可再次送入球囊导管对狭窄段的支架进行扩张,如选用了径向张力较强的 EMs 时,尽管当时尚未完全展开,但因其具有自身的扩张力,置入 2 天后均可自行充分展开(图 4-4)。

**(四)并发症**

胆道支架置入成功率可达 $90\% \sim 96\%$,主要并发症有胆道出血、胆道感染和菌血症;支架移位发生率报道不一,在 $3\%$ 以下;再狭窄率目前尚无确切数字,再狭窄后可再置入一个支架。

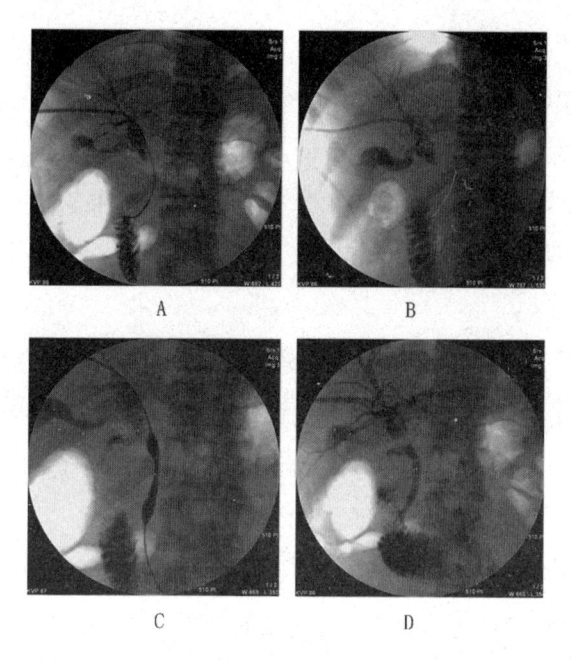

**图 4-4　经皮胆道支架置入术**

A.PTC 显示胆管扩张至胆总管突然截断；B.留置外引流管引流胆汁；C.血总胆红素降至接近正常水平后，行球囊导管扩张胆总管狭窄段至脐凹消失；D.置入支架后造影显示支架通畅

### 四、动脉灌注化疗

胆囊癌主要采取以手术为主的综合治疗，5 年生存率为 2％～5％，80％以上的患者一年内死亡；胆管癌患者手术切除率不足 20％，术后平均生存期约为 13 个月。对于不能手术或术后复发者可采用包括经皮动脉灌注化疗在内的综合治疗来延长患者生存期。

**（一）适应证**

（1）进展期胆道系统恶性肿瘤手术前或无法手术切除者。

（2）患者不愿接受外科手术治疗者。

（3）术后复发者。

**（二）禁忌证**

（1）严重肝肾功能障碍者。

（2）大量腹水者。

（3）多发器官转移者。

（4）肿瘤恶病质者。

**(三)术前准备**

（1）影像学、实验室检查资料的准备。

（2）碘过敏试验。

（3）器械的准备穿刺针,动脉鞘管、导丝、造影导管。

（4）药物的准备利多卡因、肝素、造影剂、止吐药物;常用化疗药物为顺铂、5-FU、多柔比星及丝裂霉素,也可选用草酸铂、表柔比星、吉西他滨等,通常选用三联用药。

（5）术前 4 小时禁食水。

（6）签署知情同意书(包括接受碘造影剂知情同意书)。

**(四)操作技术**

多采用经皮股动脉穿刺插管,根据胆道系统的血供情况,将导管选择性插入肝固有动脉、胃十二指肠动脉行血管造影;典型者肿瘤区在动脉期表现为扭曲且不规则的肿瘤血管,被侵犯的血管僵直而不规则狭窄或闭塞,毛细血管期肿瘤区可见不规则染色。经导管灌注化疗药物,血供丰富者可用吸收性明胶海绵栓塞肿瘤血管。

**(五)术后处理及并发症**

术后常规应用广谱抗生素 3～5 天,同时根据患者不同的情况进行保肝、止吐等对症治疗。除血管介入治疗常见并发症外,术后常见的并发症主要是胃肠道并发症,表现为胃肠道黏膜糜烂,溃疡和胆囊炎,肝功能衰竭者较少见,为预防该类并发症,术后应常规应用胃黏膜保护剂,如出现胆囊炎症状应给予抗菌、解痉及利胆治疗。

# 第三节  滋养细胞肿瘤

## 一、概述

滋养细胞肿瘤包括侵蚀性葡萄胎、绒毛膜癌和胎盘部位滋养细胞肿瘤,后者罕见。好发于生育期妇女。绝大多数发生在妊娠数周或数月内,潜伏期短。对化疗十分敏感,且可根治,可保留子宫及生育能力。

## 二、病因与发病机制

本病病因不明。

## 三、病理生理

(1)来源于胚胎,部分成分来自异体。

(2)原发灶或转移灶:任何一处有绒毛结构即应诊断为侵蚀性葡萄胎。

(3)绒毛膜癌原发灶及转移灶均无绒毛结构。

(4)肿瘤分泌绒毛膜促性腺激素,能应用生物学、免疫学免疫组织化学、分子生物学等方法测定,作为诊断、鉴别、疗效判断、随访及预后判断的标志物。

## 四、转移途径

血行转移为主。最常见的是肺转移,其次为生殖道、脑、肝、肾等。

## 五、辅助检查

### (一)影像学诊断

(1)超声成像子宫肌层受侵,宫壁显示局灶性或弥漫性强光点与暗区相间的蜂窝样表现。

(2)胸部平片用于诊断肺转移。

(3)CT扫描用于诊断肺转移,脑转移。

(4)磁共振成像用于诊断脑转移及肝脾等部位转移。

### (二)实验室检查

(1)一般实验室检查:血常规、尿常规、便常规、肝肾功能、肝炎标记物、血糖等。

(2)HCG测定。

## 六、介入治疗

### (一)适应证

(1)侵袭性葡萄胎或绒癌Ⅱ～Ⅳ期,具有1～2个高危因素的病例。

(2)耐药病例。

(3)复发病例。

(4)远处转移。

### (二)禁忌证

(1)妇科急慢性炎症未得到有效控制者。

（2）存在严重心、肝、肾等重要脏器疾病。

（3）凝血机制明显异常。

（4）造影剂轻度过敏为相对禁忌证。

**(三)术前准备**

（1）影像学、实验室检查资料的准备。

（2）心电图。

（3）碘过敏试验（一个月内未行过 CT 增强扫描者）。

（4）会阴部备皮。

（5）器械的准备。

（6）禁食 4 小时。

（7）药物的准备：化疗药物、止痛、止吐药物。

（8）签署知情同意书（包括接受碘造影剂知情同意书）。

（9）常规应用抗生素 3 天；术前常规给予地西泮、地塞米松。

（10）重复治疗前复查以上项目。

**(四)操作技术**

（1）子宫及盆腔内病灶插管。

（2）远处转移插管。

（3）推荐留置动脉导管，采用持续动脉灌注配合静脉滴注化疗，根据造影结果将导管留置在肿瘤供血的主要血管（图 4-5）。

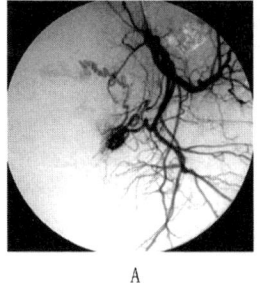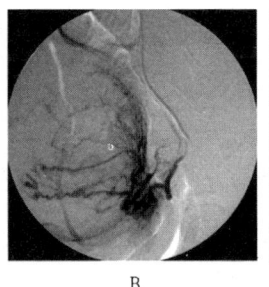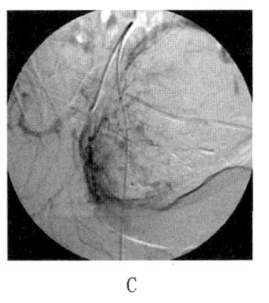

| A | B | C |

**图 4-5　绒毛膜癌动脉灌注化疗**

A.左侧髂内动脉造影，可见迂曲增粗的子宫动脉；B.选择左侧子宫动脉
造影化疗；C.选择右侧子宫动脉造影化疗，可见富血管中央少血供区

（4）化疗药物：氟尿嘧啶（5-FU）、放线菌素 D（ACTD）、更生霉素（KSM）、甲氨蝶呤（MTX）、环磷酰胺（CTX）、硝卡芥（AT1258）、长春新碱（VCR）、依托泊苷

（VP16）、顺铂（DDP）等。

（5）灌注化疗方案推荐 EMA-CO 方案：EMA 第 1 天 KSM 500 μg 动脉灌注，VP16 100 mg/m² 动脉灌注，MTX 100 mg/m² 动脉灌注，MTX 200 mg/m² 静脉滴注（12 小时）；第 2 天 KSM 500 μg 动脉灌注，VP16 100 mg/m² 动脉灌注，灌注后拔管，CF 15 mg 肌内注射或口服，自 MTX 后 24 小时开始，12 小时/次，共 4 次；CO 第 8 天 VCR 2 mg 静脉注射，CTX 600 mg/m² 静脉滴注，疗程间隔 1 周。

**（五）术后处理**

（1）常规一级护理一天，二级护理两天。

（2）常规抗感染治疗 3～5 天。

（3）止痛治疗。

（4）3 天后复查肝肾功能、血常规。

**（六）并发症**

（1）与血管内操作相关的并发症：血肿、动脉夹层形成、动脉痉挛、闭塞。

（2）与化疗药物相关的并发症：主要是造血功能障碍，其次是消化道反应和肝功能损害。脱发常见，停药后可自然恢复。

（3）造影剂过敏：急性、迟发性。

**（七）临床治愈标准**

（1）临床症状消失。

（2）体征完全消失。

（3）血 hCG 测定每周一次，至少连续 3 次持续正常水平。

（4）达到以上标准后再巩固化疗 2～3 个疗程，之后进行治愈随访，观察 5 年没有复发者称根治。

**（八）随访**

第 1 年每月一次，第 2～3 年 3 个月一次，第 4～5 年每年一次，此后每 2 年一次。复发病例再治愈者需要终身随访。

**（九）预后**

（1）侵蚀性葡萄胎一般均能治愈，个别病例可死于脑转移，病理Ⅲ型常发展为绒癌。

（2）绒癌早期患者治愈率高达 95% 以上，并可获得根治效果；晚期和耐药病例治愈率在 30%～40%，死亡率 20%，其中多数死于脑转移。

# 第五章

# 肿瘤的中西医结合治疗

## 第一节 喉 癌

### 一、临床概述

喉癌为发生于颈前中央,上接咽部,下连气管的恶性肿瘤,为头颈部常见恶性肿瘤之一。其发病率在我国占全身肿瘤的 $1\%\sim2\%$ ,占头颈部恶性肿瘤的 $3.3\sim8.1\%$ ,位居第 2。

流行病学:喉癌的发病率,按不同国家、地区及性别、年龄等,存在较大的差异。

#### (一)发病率

近年来,喉癌的发病率有增长的趋势。国内报道:沈阳中国医科大学肿瘤医院材料,发现20世纪70年代是50年代的37.3倍;河南医科大学肿瘤医院材料,80年代患者是60年代患者的5倍;广东中山医科大学材料,80年代患者是70年代的1.4倍,为60年代的1.9倍。

#### (二)地区差异

国内报道,我国东北地区发病率较高,而且还发现城市高于农村 $2\sim3$ 倍,重工业城市高于轻工业城市,空气污染较重的城市高于污染轻的城市。

#### (三)性别差别

喉癌的发病率男性明显高于女性,而且在不同地区有很大的差别。在国内东北部地区男女喉癌发病率比是 $2:1$ ,上海市为 $6.75:1$ ,广东省为 $11.2:1$ 。

#### (四)年龄差异

喉癌患者常见于 $50\sim69$ 岁。在东北地区,发病率最高的年龄段,男性为

65～69 岁,女性为 55～59 岁。

中医认为本病属"喉菌""喉百叶""喉疳""锁喉疮"等病症。《喉科心法》曰:"喉菌风,生于内,或左或右,其状如菌,色红,逐渐增大。"《囊秘喉书》谓"喉百叶"乃"咽喉中有生肉,层层相叠,渐肿有孔,出臭气者"。

## 二、病因、病机

现代医学研究表明,喉癌的发生与下列因素有关。

### (一)发病机制

#### 1.吸烟和饮酒

喉癌患者中有长期吸烟史者占 95％,男女吸烟患者喉癌的危险度分别为非吸烟者的 18.7 倍和18.6 倍。喉癌的发生率与每天吸烟量及吸烟时间的长短呈正比;被动吸烟也可以致癌。有吸烟史的喉癌患者的发病年龄比不吸者小 10 岁左右;吸烟致癌机制,可能是烟草燃烧时可产生烟焦油,其中的苯丙芘可能致癌。据调查发现,饮酒患喉癌的危险性比非饮酒者高 1.5～4 倍,尤其是声门上型癌与饮酒关系密切。吸烟与饮酒在致癌方面有协同作用。

#### 2.病毒感染

目前认为喉癌的发生可能与人乳头瘤病毒(human papillary virus,HPV)感染有关,其中以 HPV-16、HPV-18 为密切。有学者对 124 例喉癌样本进行HPV-DNA 检测,结果表明:喉癌组中 HPV 感染的阳性率为 49.1％,而正常对照组全部为阴性。研究还发现不同病理学类型的喉癌组织中,HPV 的感染率不同;喉疣状细胞癌为最高,其次是鳞癌、腺癌最低。而且还发现病理学类型与HPV 的型别之间有一定的相关性:喉鳞癌、疣状细胞癌与 HPV-16 感染有关,腺癌与 HPV-18 感染有关。

#### 3.环境污染

长期接触工业产生的二氧化硫以及有害化学物质铬、砷、镍、铀和石棉粉尘、介子气、放射线(铀、镭、氡气等)与喉癌发病有关。空气污染严重的城市喉癌发生率高,城市居民高于农村居民。

#### 4.性激素

有学者认为喉是第二性征器官,因而被认为是性激素的靶器官。临床资料表明,喉癌的发生率男性绝对多于女性,男女之比为(5～10)∶1;所以可以推测性激素在喉癌的发生、发展中很可能具有一定的影响。临床研究发现,喉癌患者的睾酮水平高于正常人。有报告血清睾酮水平在Ⅲ期喉癌患者中明显升高

[(35.0±17.8)nmol/L],而健康人对照组的均值为(18.0±4.9)nmol/L,两者间有显著性差异。切除肿瘤后睾酮的水平明显下降。

5.癌基因及抑癌基因

研究表明,在喉癌的发生发展过程中,有 H-ras、C-myc 等癌基因的突变、扩增;抑癌基因 P53、Rb 基因有突变和缺失。

**(二)病因、病机**

中医学认为,喉为气息出入、呼吸之通道,与发音有关。喉属手太阴肺经,与肝、肾、脾、胃经脉有关。喉癌的发病与烟酒过度,嗜食辛辣炙煿之品,情志不遂,脏腑亏损等因素有关。

1.肺经郁热

肺经受外邪侵袭或受有害气体、粉尘等刺激,致使邪热痰毒壅结于肺,循经上结于咽喉而致病。清代杨龙九《囊秘喉书》曰:"喉百叶系咽、喉中有生肉,层层相叠,渐肿有孔,出臭气者,是因肺受热毒所致也。"

2.脾胃热毒

长期嗜食烟酒,过食辛辣炙煿之品,脾胃积热、火毒内生、上蒸咽喉,热毒困结于喉间,阻塞脉络,久而结成肿块。宋代异僧阙名藏本《咽喉脉证通论·喉菌》指出:"此证因食膏粱炙煿、厚味过多,热毒积于心脾之经,上蒸于喉,结成如菌,面厚色紫,软如猪肺,或微痛,或木而不痛,哽塞喉间,饮食有碍。"

3.肝郁气滞

素有喉疾,又思虑过度,或情志不遂,忧思郁怒,肝气郁结,气机不畅导致咽喉部气血失调,留而成瘀,积瘀成块而为病。《喉科要旨》曰:"证因忧思过度,气滞血结而然。"

4.肾阴亏损

随着年老体衰,脏腑功能失调,或因久病,或劳欲过度,精血亏损,阴液耗伤,肾阴不足,内热由生,虚火上炎,灼津成痰,痰火内结,积于喉部,日久致生癌肿。《医宗金鉴》曰:"喉疳初觉阴虚成,嗌干刺痛色淡红,肾火炎上金受克,破烂失音臭腐痛。"

**三、病理**

**(一)按病理形态**

大体分为菜花型、溃疡型、结节型、浸润型 4 种。

## (二)按病理组织

可分为鳞癌、腺癌、原位癌、未分化癌等。其中以鳞癌最多,占 95％以上,其次是腺癌和未分化癌,淋巴肉瘤、纤维肉瘤很少见。

## (三)按喉的解剖部位

分为声门上、声门、声门下及声门旁四型。喉癌在喉的各个解剖区的发生率以声门区较多,材料所见,声门占 52％,其次是声门上区占 36.1％,声门旁区占 11.6％,声门下区占 0.3％为最少。不同部位的喉癌其生长与扩展有不同的生物学特性。

### 1.声门上型

这指原发于声带以上部位,包括会厌喉面,两侧杓会厌皱襞,两侧杓状软骨区,两侧室带和两侧喉室。声门上区又分为两个亚区。①上喉区(上部):包括舌骨以上的会厌喉面、会厌舌面、两侧杓会厌皱襞,两侧杓状软骨。②上喉区以外的声门上区(下部):包括舌骨以下的会厌喉面,两侧室带,两侧喉室。声门上型喉癌分化较差,发展较快,又由于声门上区癌约半数为会厌喉面癌,向下到声门区的侵犯率高达 23％～48％。也由于声门上区淋巴组织丰富,淋巴管粗大,可较高出现淋巴结转移,即使 $N_0$ 病例也有 26.9％～33.3％转移。

### 2.声门区型

此型喉癌是局限于声带的癌肿,包括两侧声带、前联合和后联合。声门区癌绝大多数发生于声带游离缘,以前、中 1/2 处较多,分化较好,常属于鳞癌Ⅰ、Ⅱ级,发展较慢。声门区几乎无深层淋巴系统,所以声门区癌未发展到声门区以外时甚少转移。

### 3.声门下型

此型喉癌是指位于声带下缘以下,环状软骨以上部位的癌肿。该区位于声带以下较为隐匿,不易在常规喉镜检查中发现。早期无症状,随着肿瘤增大侵及声带,出现声嘶、咳嗽、痰血才引起患者注意。淋巴组织较声门上区少而细,转移相对较慢。

### 4.声门旁型

此型指原发于喉室黏膜的癌肿。肿瘤可向深层浸润和向上向下扩展侵及真假声带且多有声门旁间隙侵犯,甲状软骨破坏率较高,故又称跨声门癌。该区甚为隐匿,在常规喉镜检查中被声带遮盖,甚难发现。早期无症状,出现声嘶后才发现,病程较长,发展较慢。

### (四)扩散、转移趋势

**1.直接扩散**

中、晚期喉癌常有黏膜下浸润扩散。

**2.淋巴转移**

转移部位多在喉前,气管前淋巴结及颈深上、中、下淋巴结。

**3.血行转移**

可循血流循环向全身转移,全身转移率为 $1\% \sim 4\%$。转移部位以肺最多,其次为肝、骨、皮肤。但尸检材料报告远处转移率可达 $30\%$。喉软骨尤其是甲状软骨及其软骨膜是阻碍癌瘤向外侵犯的屏障,所以喉癌晚期才会穿透软骨侵及颈部。

## 四、诊断与鉴别诊断

### (一)临床表现

喉癌的症状是随肿瘤的部位和病期的不同而不同。

**1.声门上区癌**

声门上区癌指原发于声带以上部位的癌肿。早期可无症状或有咽部不适感,喉异物感。随着病情的发展,可出现咽痛,吞咽时疼痛加剧,可放射到同侧耳内,严重时妨碍进食。如病情再进一步发展,肿瘤发生溃烂,可出现咳嗽、痰中带血。当肿瘤向下侵犯声门区时可出现声嘶,晚期肿瘤增大阻塞喉腔致吞咽困难、呼吸困难等症状。由于声门上区淋巴组织丰富而粗大,可较早出现同侧颈淋巴结肿大,常向颈深上组位于颈总动脉分叉处的淋巴结转移。喉镜检查可见喉部呈菜花样或结节样新生物。

**2.声门区癌**

声门区癌指局限于声带的癌肿。由于此类型癌生长在声带上,故可早期出现声嘶,声嘶呈进行性加重。由于声门区是喉腔最狭窄的部位,当肿瘤长到一定体积时阻塞声门,就出现喉鸣和呼吸困难,呼吸困难其特点是吸入性呼吸困难。晚期也可出现喉痛、咯血等。声门区癌早期较少有颈淋巴结转移,当肿瘤向上或向下浸润超出声门区时才出现颈淋巴结转移。喉镜检查,早期可见声带局限性隆起或新生物,表面粗糙不平;如肿瘤进一步增大,可见菜花状或乳头状肿块;如肿瘤侵及环杓关节或喉内肌,可出现声带运动受限或固定。

**3.声门下区癌**

声门下区癌指位于声带以下,环状软骨下缘以上部位的癌肿。早期症状不明显,随着肿瘤增大和溃烂时则有咳嗽、痰血。肿瘤侵犯声带时,则有声嘶;肿瘤堵塞气道时,则出现呼吸困难。晚期亦有穿刺破甲膜,侵入甲状腺及颈前软组织;亦有沿食管前壁浸润而见颈前肿物。喉镜检查可发现声门下区新生物。

4.声门旁型(跨声门癌)

此型癌原发于喉室黏膜,可向深层浸润和向上向下扩展侵及真假声带。当真声带受累时,可出现声嘶。随后可出现吞咽疼痛并放射至耳内,以及出现刺激性干咳和呼吸困难等。该型喉癌,由于原发部位隐蔽,甚至于声带固定时,尚看不到肿瘤,常被误诊为"声带麻痹""慢性喉炎""功能性失音"等。因此,对喉镜检查发现一侧声带活动受限或固定,尤其是室带表面膨隆者,应及时作 CT 或 MRI 检查确诊。

(二)诊断要点

1.症状

凡遇原因不明的声嘶或咽部异物感,经对症治疗后症状不减,尤其是患者年龄在 40 岁以上,又有长期吸烟史者应警惕喉癌的可能。

2.体检

(1)喉外形:通过视诊和触诊注意喉外形有无变化,各软骨有无增厚或压痛,活动性是否存在。早期喉癌,喉外形无变化。晚期因肿大压迫及侵及甲状软骨,使喉外形增宽、变形和甲状软骨上切迹消失。同时甲状软骨左右推动时与颈椎间摩擦音消失。

(2)颈淋巴结检查:应检查颈部两侧各组淋巴结有无肿大,特别注意颈内静脉淋巴结链及喉、气管前淋巴结有无肿大。喉癌淋巴结转移主要在胸锁气乳突肌前缘或深层的颈深上或颈深中组淋巴结。

(3)喉镜检查:喉镜有直接喉镜、间接喉镜及纤维喉镜,现代基本上使用纤维喉镜检查,其优点为无视野死角,有放大作用,能清楚地观察喉黏膜和病变微细改变,可以摄片。喉镜可观察喉部的变化及声带、会厌等的活动情况。可发现局部有无新生物、溃疡等。亦可观察癌瘤的部位、形态、大小并可采取活体组织做病理检查,故喉镜检查是诊断喉癌最常用和最重要的检查方法之一。

3.影像学检查

(1)X 线检查:进行 X 线侧位平片、正位体层摄片、钡剂造影等,可辅助喉镜检查,以明确肿瘤部位、大小、范围、形状及软骨累及情况。

(2)CT 扫描和 MRI 检查:喉 CT 扫描能较好地提示肿物存在、肿瘤的边缘部位、侵犯范围、软组织或软骨及淋巴结受侵等方面的信息,有利于提高临床

TNM 分期的准确性。喉 MRI 的优点是对软组织的分辨率比 CT 高,更清晰。

**4.病理学检查**

病理学检查指脱落细胞学检查或活体组织检查,是喉癌的定性检查。高度怀疑的患者如一次活检呈阴性,需要多次活检;若多次活检阴性,仍不能排除喉癌者,可行喉裂开活检。

**5.肿瘤标志物及免疫组织化学诊断**

目前喉癌的生物标志物有 SCC(鳞状细胞癌抗原),但特异性不甚理想。免疫组化分析显示,喉癌组织中 *P16* 抑癌基因蛋白呈阳性表达,*P53* 抑癌基因蛋白过度表达与喉癌的临床分期、淋巴结转移呈负相关。

**(三)鉴别诊断**

喉癌主要与喉结核、喉乳头状瘤、喉梅毒、声带息肉等非恶性肿瘤相鉴别。

**1.喉结核**

病灶多位于破裂间隙,有溃烂或溃疡,边缘参差不齐如鼠咬状、疼痛严重,可伴有咳嗽、胸痛、午后潮热等症状,有结核病史,肺部大多有结核病灶存在,痰液检查可找到结核分枝杆菌,病理活检可明确诊断。

**2.喉乳头状瘤**

可发生于任何年龄,但幼儿多见,可单发往呈多发,表现为乳头状突起。病理活检可明确诊断。成人乳头状瘤应视为癌前病变。

**3.喉梅毒**

病变多发生在喉前部,症见黏膜红肿,常有隆起的梅毒瘤和较深的溃疡,破坏组织较多,愈合后有瘢痕收缩粘连,喉呈畸形,血清学检查呈阳性。

**4.声带息肉及声带小结**

好发于声带的前中 1/3 交界处的声带边缘,声带息肉的表面光滑、灰白色、胸痛、常有蒂,随呼吸活动。声带小结为双侧,对称性,大小如米粒,基底充血。病理活检可明确诊断。

**5.喉角化症及喉白斑**

临床表现为声嘶、喉部不适感。喉镜下可见声带增厚,呈粉红色或白色斑块。病理组织学特点为不同程度上皮增生或角质层出现,黏膜下炎症细胞浸润。可伴有角化不全和乳头瘤状样增生。本病需要密切随访观察以防癌变。

**6.喉淀粉样变**

病因不明,为一种良性病变。主要累及室带和声带,呈黏膜下结节或斑块状突起,病程长,患者全身状况良好。病理组织学经检查可确诊。

**7.其他**

喉返神经麻痹、环杓关节炎、异位甲状腺、喉软骨瘤等需结合病史,尤其是需活检鉴别。

## 五、治疗

### (一)综合治疗原则

当前喉癌的治疗包括手术、放疗、化疗、生物治疗和中医药治疗,有时多种方式联合治疗,使喉癌的5年生存率得以提高,最大限度保留患者的发声功能,提高生活质量。对患者做治疗方法选择时应根据肿瘤发生的部位、肿瘤的分期、肿瘤的病理类型、病者的性别、年龄和全身的健康状况等综合考虑。

手术治疗喉癌,自1887年Billroth做了第一例手术切除喉以来已有100多年的历史,由于手术治疗喉癌具有疗程短,治愈率高,不良反应较少等特点,至今仍是治疗喉癌的主要治疗手段。但术后患者失去喉发音器官,不能说话,并且还要将上呼吸道改变通气途径,在颈部造永久性瘘口,借此进行呼吸,很多患者是难以接受的。

近几十年来,人们对恶性肿瘤根治的目的不止是保全生命,而且要认真考虑患者根治后的生存质量,功能保全,尽可能不使患者留下残疾。因此,喉癌的治疗应着重于喉功能保全性根治术。

目前喉癌的治疗方法:$T_1$ 喉癌用放疗效果较好;$T_2$、$T_3$ 的病变,宜行手术根治性切除,辅以放、化疗;$T_4$ 喉癌以手术、放疗、化疗相结合的综合治疗,中医药治疗则是贯穿整个综合治疗过程。

按部位和分期,使用不同的方法,具体治疗原则可归纳为以下几种类型。①声门上型:Ⅰ期宜放疗,Ⅱ、Ⅲ可做术前放疗和部分喉部切除或全喉切除术。②声门区型:Ⅰ期宜放疗,Ⅱ、Ⅲ可做术前放疗加部分喉部切除或全喉切除术。③声门下型:一般做全喉切除术。④有颈淋巴结转移者,由于放、化疗效果不佳,均做颈清扫。⑤腺癌患者,因对放化疗不敏感,均以手术治疗为主。⑥晚期喉癌可行化疗或化放疗及中医药治疗。⑦手术前后和放化疗期间或之后均可配合中医药治疗。

### (二)西医治疗

**1.放疗**

放疗是目前治疗喉癌的有效方法之一,能治愈早期($T_1$)的病例,而且能保全喉的三大功能,即发音、呼吸和吞咽功能,这样既能根治癌瘤,又能提高患者放疗后的生活质量。

(1)适应证:①喉癌 $T_1$ 病变及 $T_2N_0$ 的部分患者;②病理为低分化癌者;③采用放射与手术综合治疗的病例;④术后复发或残留肿瘤;⑤晚期病例的姑息治疗。

(2)禁忌证:凡肿瘤伴有严重坏死、严重感染、呼吸困难者,不宜放疗。腺癌放疗不敏感。喉癌颈淋巴结转移放疗效果不佳。

(3)放射方式及剂量:放射方式有连续、分段、超分割和快速超分割放射,通常采用连续放射,每周 5 次,每次 $1.7\sim2.0$ Gy,总剂量根据病灶大小 $65\sim75$ Gy。分段放射中间休息 $2\sim3$ 周,总剂量提高 $10\%$,此法放射患者的 $5\sim10$ 年生存率和连续放射无明显差异,后期反应也是相同的,但可减轻急性反应,一般适用于老年人和体质差、反应大的患者。超分割放射每天 2 次,间隔 $>6$ 小时,每次剂量 $1.1\sim1.2$ Gy,总量 $72\sim79$ Gy。Wendt 等报道用超分割放射,局部控制率比常规放射增加 $10\%\sim12\%$,该组患者急性反应大,但一般能耐受,而且后期并发症并不严重。有学者提倡快速超分割放射,每天 $6\sim8$ 次分割,中间间隔约 2 小时,一般适合晚期患者。

即使病灶较局限,照射剂量一般不应低于每 7 周 70 Gy。范围较广泛的病灶,照射剂量一般也不应超过每 8 周 75 Gy。盲目增加剂量非但难以提高肿瘤控制率,而且会增加并发症。同时每天剂量一般用 $1.7\sim2$ Gy,过大剂量容易加重放射后的反复喉水肿。对声门上或声门下喉癌,如果剂量达到 50 Gy 时,肿瘤仍未见明显退缩或活动障碍的声带未能恢复正常活动时,则提示病灶有深部较广泛的浸润,此时放疗的效果差,应及时改用手术治疗或其他疗法。

(4)术前、术后放疗:手术加放疗可使手术治疗后的 5 年生存率提高 $10\%\sim20\%$。术前放疗适用于中晚期患者,目的在于通过放疗后使肿瘤缩小,颈淋巴结变小,或由固定变为活动,再经手术切除,可彻底清除病变。放射剂量每 $4\sim5$ 周 $45\sim50$ Gy 为宜,放疗结束后 $3\sim4$ 周进行手术。术后放疗一般用于手术切除不彻底,特别是手术切缘仍有癌残留时。术后放疗应在术后 $2\sim3$ 周待伤口愈合后进行,放射剂量应达根治量(每 7 周 $65\sim70$ Gy)。

(5)放疗并发症。①喉水肿:喉癌在放射过程中和放射后最常见的并发症是喉水肿。由于放射导致淋巴管堵塞放射野组织和软骨周围炎,轻度水肿迟早会发生,其发生率和程度与剂量、照射野大小以及肿瘤范围有关。肿瘤范围越广泛,照射野越大,每天剂量或总剂量越高,喉水肿的发生率越高,程度越严重。为了防止发生严重的喉水肿,在放射过程中应经常检查患者,适当调节每天放射剂量及总剂量,必要时加用消肿药和激素治疗,严重者应做气管切开术。放疗后半年仍有水肿或逐渐加重,则特别要警惕有局部复发的可能。②喉软骨坏死:一般只有在剂量很高,重复照射或喉软骨受侵情况下容易发生。有学者报道用 85 Gy以上剂量照射,可有 7% 的喉软骨坏死。如出现软骨坏死可对症处理或考虑全喉切除术。③软骨膜炎:发生软骨膜炎时有局部压痛,并可放射至耳内。发生后应禁声,早期应用抗生素和激素控制。④喉出血和吸入性肺炎:老年人容易发生吸入性肺炎,处理上应行止血及抗炎等对症处理。

**2.化疗**

化疗按作用分为诱导化疗、同期放化疗、辅助化疗和姑息化疗。手术前或放疗前的诱导化疗可使肿瘤缩小,以利于手术切除,提高放疗效果。放疗中的同期化疗,能提高肿瘤细胞对射线的敏感性,是目前化疗和放疗的最佳联合模式。术后辅助化疗,其目的是杀灭手术中可能未能完全清除的肿瘤细胞以及可能存在的远转移灶。放疗后辅助化疗,有助于杀灭残留病灶和可能存在的远处转移灶。对晚期患者不宜手术、放疗者或有远处转移者,宜采用姑息化疗。常用的化疗药物有氟尿嘧啶(5-FU)、顺铂(DDP)、平阳霉素(BLM)、甲氨蝶呤(MTX)、环磷酰胺(CTX)、丝裂霉素(MMC)等。常用化疗方案如下。

(1)DF 方案:DDP 20 mg/m$^2$,静脉滴注,第 1~5 天。5-FU 500 mg~750 mg/m$^2$,静脉滴注,第 1~5 天。放疗期间每 3~4 周重复疗程,可在放疗前、放疗中和放疗结束时应用。

(2)DFB 方案:DDP 20 mg/m$^2$,静脉滴注,第 1~5 天。5-FU 500 mg/m$^2$,静脉滴注,第 1~5 天。BLM 6 mg/m$^2$,肌内注射,第 1 天~第 5 天。

注意事项:①每 3~4 周重复疗程,BLM 累积量不能超过 300 mg。②BLM可导致发热,可于化疗前半小时先用激素 DXM 或解热镇痛药预防。③本方案毒性反应不大,应用简便,可门诊使用。

(3)PBM 方案:DDP 20 mg/m$^2$,静脉滴注,第 1~5 天。BLM 10 mg,肌内注射,第1天,第 3 天,第 5 天 MTX 20 mg/m$^2$,静脉滴注,第 1~5 天。

注意事项:①每 3~4 周重复疗程。②MTX 是单药治疗头颈部鳞癌有效率较高的药物,为单药治疗的标准方案药。③BLM 累积量不能超过 300 mg。BLM 可导致发热,化疗前半小时先用激素 DXM 或解热镇痛药预防。

**3.手术治疗**

手术治疗喉癌,已有 100 多年的历史,其方法也有了很大的改进提高,至今仍是治疗喉癌的主要方法。但术后患者要失去部分或全部喉组织,造成发音困难,全喉切除者会完全失声和改变了正常呼吸通道。由于在组织胚胎学,喉的左右两侧独立发育,声门上、声门及声门下是来自不同的原基,左右淋巴引流互不相通,声门上、声门和声门下淋巴引流各自独立,为喉癌的手术治疗尤其是部分切除术提供依据。因此,几十年来,很多学者主张做部分喉切除术,不再坚持全喉切除术,以达到既根治肿瘤又保存发音功能,呼吸功能和吞咽功能。这些术式已做严格的对比研究,其结论是如能严格掌握各类手术的适应证,其疗效不差于全喉切除术。

(1)喉镜下手术:适用于早期声带中段癌,会厌尖端小肿瘤。可在直接喉镜下切除或剥除,再加电凝固处理。或在喉镜下用激光治疗喉内肿瘤。手术简单快速,微创,出血少,肿瘤播散率低,保留发音功能等良好优点。

(2)部分喉切除术:就是将喉内肿瘤及部分喉组织切除,以达到既根治肿瘤又部分或全部保存喉功能的手术。根据肿瘤部位和组织的不同,有以下几种手术方法。①带切除术:切除一侧声带、喉室和声门下区部分黏膜和黏膜下组织,保留杓状软骨和喉的其他结构。适应证:肿瘤仅局限于一侧声带的中部,前端未侵及前联合,后端未到声带突,声带活动正常者。②垂直半喉切除术:切除一侧喉组织,通常包括一侧甲状软骨骨板,以及其内侧面的声带、喉室、室带和环状软骨上缘以上组织。适应证:一侧声带癌,病变范围已累及声带突或向声门下发展但不超过1 cm或声带活动已经受限者。如声门区癌已侵及前联合,或已超过前联合侵及对侧声带前部,或向下发展到环状软骨上缘,或向深层浸润,已破坏甲状软骨者,以上情况均不宜行此手术。③水平半喉切除术:在喉室以上切除两侧室带,两侧杓会皱襞的一部分、会厌及会厌前间隙组织。由于声门上区肿瘤多有颈淋巴结转移,因此常需同时做颈淋巴清扫术。④前联合切除术:切除范围包括甲状软骨的前部,前联合和双侧声带的前1/3。适应证:适用于声带前联合病变。⑤水平垂直部分喉切除术:切除范围包括会厌软骨、一侧声带、喉室、声带、杓状软骨,患侧甲状软骨及对称的室带、喉室一并切除,同时做颈清扫术。术后只留下一侧声带、杓状软骨及相对应的甲状软骨。

(3)全喉切除术:切除范围包括全喉,上段气管及附着的喉外肌。此外,根据不同情况需要切除胸骨舌骨肌、舌根、下咽黏膜、甲状腺、颈段食管和颈前皮肤等。

(4)喉全切除术或次全切除术后的发音功能重建,主要有以下几种。①食管发音:利用食管代替肺的储气腔,经过特殊训练后,使空气自食管向外排出,引起食管狭窄部位的振动而发出声音,再经过咽、鼻、口、齿及唇的加工共鸣就形成了食管音。②电子喉：是一种人造的发音装置，其形状像小手电筒。电子喉声音较响亮，使用方便，容易学习和掌握。③发音重建术：发音重建方法种类繁多，总之，只要将气管的气体通过某种方式送入咽腔便能发出一定程度的音。

（5）喉癌颈淋巴结的处理：喉癌治疗失败的主要原因是局部复发和颈淋巴结转移。各部位癌的淋巴结转移率依次为：声门上癌较高，声门旁（跨声带）癌次之，声门下癌再次之，声门癌最低。临床上触及颈淋巴肿大者，应行治疗性颈淋巴结清扫术；未触及肿大淋巴结者，与原发灶手术的同时，只作颈上淋巴结清扫术，同时做冰冻检查，如阳性，即行颈淋巴结清扫术。

**4.生物治疗**

目前多数生物治疗处于实验阶段，疗效未肯定。

**（三）中医中药治疗**

喉癌早期是因风热犯肺，邪毒内犯，痰火毒结；中期瘀毒痰浊阻塞脉络，互结喉部久而成块；晚期正虚邪盛，毒热伤肺，多表现为气阴两虚。疾病的发生发展是一个错综复杂的过程，临床各证型又可互相兼夹，故临床用药，当辨证论治，灵活化裁方药。

**1.基本方治疗**

天门冬 10 g，麦门冬 10 g，五味子 10 g，党参 10 g，广豆根 10 g，射干 10 g，天花粉 15 g，夏枯草 15 g，贝母 10 g，生黄芪 30 g，枸杞子 15 g，女贞子 15 g，六神曲 15 g，焦山楂 15 g，龙葵 15 g，蛇莓 15 g，白英 15 g。

用法：水煎服，每天 1 剂，分 2 次服，连服 1 个月为 1 个疗程。

此方为段凤舞老先生治喉癌的经验方，临床上运用效果较佳，方中攻、补、消、润药配伍运用，寓补中有攻，攻中有补之意。抗癌与扶正相结合，可用于各期喉癌。

**2.辨证分型治疗**

（1）基本分型。

1）风热犯肺型。

主症：咽喉部不适或隐痛，口干轻，咳嗽，时见痰中血丝，舌尖边红，苔薄白或薄黄，脉浮数。

治法：清热解毒，宣肺止咳。

方药：桑菊饮（《温病条辨》）加减。

桑叶 15 g，野菊花 15 g，连翘 15 g，板蓝根 30 g，北杏 15 g，桔梗 15 g，薄荷（后下）6 g，黄芩 15 g，牛蒡子 15 g，射干 10 g，仙鹤草 30 g，甘草 6 g。

方解:本证由外邪风热等邪毒犯肺,邪伤肺络,肺失清肃,故有咳嗽、咽喉不适、肺络伤而见痰中血丝,舌尖边红、苔薄白或苔黄、脉浮数均为热病之佐证。方中桑叶味甘苦性凉,疏散上焦之风热,且善走肺络,能清宣肺热而止咳;菊花味辛甘性寒,清利头目而肃肺,二药轻清,直走上焦,以疏散肺中风热而见长,共为君药。辛开苦降,肃降肺气,桔梗辛散,开宣肺气,一宣一降而止咳,共为臣药。薄荷辛凉,疏散风热,连翘、板蓝根、黄芩、牛蒡子、射干等加强清热解毒抗癌之功;仙鹤草止血,以上共为佐药。甘草调和诸药而为使。

2)痰热壅肺型。

主症:持续性声音嘶哑,进行性加重,喉部肿块疼痛,气促胸闷,吞咽不利,咳嗽痰黄,痰中带血,舌红绛,苔黄或黄腻,脉滑数。

治法:清热化痰,解毒散结。

方药:千金苇茎汤(《外台秘要》)加减。

苇茎 60 g,薏苡仁 30 g,桃仁 10 g,黄芩 15 g,白花蛇舌草 30 g,射干 10 g,石上柏 30 g,浙贝母 15 g,胆南星 15 g,甘草 6 g。

方解:本方主治热毒壅肺,痰瘀互结。热毒痰瘀壅结于肺,肺失清肃则咳嗽毒热伤及肺络而见痰血,痰瘀热毒结于喉而见喉部肿物,并见声音嘶哑,甚至失声;堵塞咽喉则出现气促胸闷,痰浊引流不清会出现发热、咳嗽浓痰脓血、舌红苔黄腻、脉滑者乃痰热之象。治宜清肺化痰,解毒散结。方中苇茎甘寒、善清肺热为君;薏苡仁甘淡微寒,上清肺热,下利胃肠以渗湿;黄芩味苦性寒,善清泄肺热共为臣药。白花蛇舌草、石上柏、射干清热解毒并抗癌;胆南星、浙贝母祛痰散结;桃仁活血逐瘀共为佐药;甘草和中调和诸药为使之用。

3)气滞血瘀型。

主症:咽喉梗塞、疼痛、吞咽困难、声音嘶哑,甚至失音,咳嗽,痰中带血,喉部肿块凹凸不平,颈部可触及肿大的淋巴结,舌质黯红或有瘀点瘀斑,脉弦或细涩。

治法:活血化瘀,行气止痛。

方药:会厌逐瘀汤(《医林改错》)加减。

桃仁 15 g,红花 10 g,当归 15 g,赤芍 10 g,柴胡 15 g,郁金 15 g,牛膝 15 g,枳壳 15 g,玄参 20 g,桔梗 15 g,山豆根 10 g,甘草 6 g。

方解:肝气郁结,疏泄失常,气机不畅,气郁日久,致气血凝滞经络,结聚于喉间渐成喉癌,咽喉肿物致梗塞不利,吞咽障碍,声嘶失音,疼痛咳嗽痰血等,舌黯红或瘀斑,脉细涩为气滞血瘀之象。本证病位在喉,病机为血瘀兼有气滞,治宜活血化瘀,行气止痛。桃仁破血行滞、止咳平喘,红花活血祛瘀以止痛共为君药。

赤芍、当归助君药以活血化瘀;牛膝活血通经、祛瘀止痛、引血下行共为臣药。柴胡疏肝解郁,与郁金、枳壳同用,尤善理气行滞,使气行则血行;山豆根、玄参、桔梗利咽散结,均为佐药。甘草调和诸药为使药。

4)气阴两虚型。

主症:喉癌晚期,形体消瘦,或手术、放疗、化疗后而见神疲乏力,语声低微,持续性、进行性声嘶或失声,吞咽困难,气短喘促,口干多汗,手足心热,潮热盗汗,咳痰带血,舌红少苔或无苔,脉细弱或细数。

治法:益气养阴,解毒散结。

方药:生脉散(《医学启源》)加味。

生黄芪 50 g,西洋参 10 g,麦冬 15 g,五味子 10 g,太子参 15 g,夏枯草 15 g,山豆根 10 g,山慈菇 15 g,浙贝母 15 g,桔梗 15 g。

方解:肿瘤晚期或手术放、化疗后伤气耗津,气伤则神疲乏力,语声低微,气短喘促,形体清瘦;津伤则咽干、舌红少苔,;伤阴则多有潮热、盗汗;咽喉肿块导致咳嗽、血痰、声嘶甚至失声,治宜益气养阴,解毒散结。方中西洋参甘寒补气养阴并清热,黄芪、太子参甘温益气、健补脾胃共为君药;麦冬甘寒养阴、清热生津且润肺止咳,五味子甘酸性温、益气生津、收敛固涩,共为臣药;夏枯草、山豆根、山慈菇、浙贝母清热化痰散结共为佐药,桔梗引药上行为使药。

(2)辨证加减治疗:在辨证的基础上,根据不同症状选用以下药物。①咽喉不适或声嘶:胖大海、木蝴蝶、牛蒡子、桔梗、藏青果、蝉衣、桑叶等。②咽喉肿痛:射干、马勃、山豆根、石上柏、七叶一枝花、岗梅根、白花蛇舌草、夏枯草等。③咳嗽:北杏仁、贝母、桔梗、前胡、百部、马兜铃、白前、款冬花、枇杷叶等。④痰多色白:陈皮、法半夏、南星、苏子、白芥子、橘红等。⑤痰黄稠:川贝、海浮石、黄芩、鱼腥草、桑白皮、胆南星、鲜竹沥、天竺黄等。⑥痰中带血:仙鹤草、白茅根、藕节、血见愁、地榆、紫珠草等。⑦颈部淋巴结肿大:生南星、生半夏、夏枯草、山慈菇、生牡蛎、海蛤壳、猫爪草、七叶一枝花、露蜂房等。⑧口燥咽干:生地、麦冬、石斛、天花粉、玉竹等。⑨厌食:鸡内金、山楂、神曲、谷麦芽等。⑩潮热盗汗:炙黄芪、浮小麦、糯稻根、煅龙牡。⑪失眠、心烦:炒酸枣仁、五味子、夜交藤、合欢皮、淮小麦、炙甘草。⑫腹胀便溏:白术、茯苓、扁豆、怀山药、陈皮。

3.辨证治疗

(1)内服药。

1)常用中草药。①山豆根:苦、寒;有毒,清热解毒,利咽消肿。《开宝本草》:"解诸药毒,止痛,消疮肿毒。"现代研究,其抗瘤主要成分为氧化苦参碱等生物碱,用治喉癌属热毒蕴结者。煎服,用量:9～12 g。治疗咽喉肿痛验方:山豆根、射干各 9 g,桔梗、牛蒡子各 6 g,生甘草 3 g,水煎服。②射干:苦、寒。清热解毒,祛痰利咽。治喉癌属痰热壅结,咽喉肿痛者。煎服,用量:9～15 g。③玄参:甘、苦、咸、微寒。功效:凉血滋阴、泻火解毒。《名医别录》:"止烦渴,散颈下核,痈肿。"治喉癌属阴虚内热者,煎服,用量:15～20 g。配牡蛎用于阴亏火旺,灼津成痰,痰火郁结而致的瘰疬、瘿瘤、痰核等,如消瘰丸。配贝母用于肝肾阴虚、虚火内盛,灼津成痰,痰火凝结而成的瘰疬。④天南星:苦、辛、温、有毒。功效燥湿化痰,消肿散结。《开宝本草》:"除痰麻痹,下气,破坚积,消痈肿。"现代研究,煎服,9～15 g,认为一般制后用,生用必须久煎。含秋水仙碱等生物碱有抗肿瘤作用。治喉癌中属痰湿壅结者。⑤藏青果:酸苦涩,微寒。清热生津,利咽解毒。《全国中草药汇编》:"主治咽喉肿痛,慢性咽喉炎,扁桃体炎,声音嘶哑等。"煎汤,5～15 g。验方:藏青果 1 枚,去核,以硼砂少许放入藏青果内,急用时纳入口中含化吞服,适用于喉癌急性喉梗塞,录自《增订医方易简》。⑥其他:还有山慈菇、夏枯草、马勃、龙葵、青黛、浙贝等。

2)常用中成药。①扶正解毒颗粒:主要由熟地、黄芪、菟丝子等组成;口服,每天 3 次,每次 1 包;主要有益气养阴,清热解毒的功效;用于气阴不足的积证,症见疲乏无力,口干舌燥,五心烦热,失眠多梦,胸闷气短,腰膝酸软,自汗盗汗等症。②西黄丸:主要由体外培育牛黄、麝香、乳香(醋制)、没药(醋制)组成;口服,每次 3 g,每天 2 次;有清热解毒,和营消肿的功效;用于痈疽疔毒,瘰疬,流注,各种癌症,如乳腺癌、子宫颈癌、膀胱癌、肝癌、肺癌、食管癌、胃癌、甲状腺癌、淋巴癌、直肠癌、白血病等。孕妇忌服。③金龙胶囊:主要由鲜守宫、鲜金钱白花蛇、鲜蕲蛇等组成;口服,每次 4 粒,每天 3 次;有破瘀散结,解郁通络的功效;症见右胁下积块、胸胁疼痛、神疲乏力、腹胀、食欲缺乏等。服药期间出现过敏者,应及时停药,并给予相应的治疗措施。妊娠及哺乳期妇女禁用。④小金丸:主要由麝香、木鳖子(去壳去油)、制草乌、枫香脂、乳香(制)、没药(制)、五灵脂(醋炒)、当归(酒炒)、地龙、香墨组成;口服,每次 1.2～3 g,每天 2 次,小儿酌减;有散结消肿,化瘀止痛的功效;用于痰气凝滞所致的瘰疬、瘿瘤、乳岩、乳癖,症见肌肤或肌肤下肿块一处或数处,推之能动,或骨及骨关节肿大、皮色不变、肿硬作痛。孕妇禁用,过敏体质者慎用。⑤六神丸:主要由麝香、牛黄、冰片、珍珠、蟾蜍、雄黄等组成;每天 3 次,每次 10～20 粒,含化,也可开水送服;有清热解毒,消肿止痛的功效;主治喉癌疼痛,喉癌失音等证,以及其他口腔癌,上消化道癌,鼻咽癌,乳腺癌等。用法用量:⑥铁笛丸:主要诃子、麦冬、茯苓、瓜蒌皮、玄参、贝母、甘草、桔梗、凤凰花、青果组成;一天 2 次,每次 6 g,温开水送服;有润肺利咽,生津止渴的功效;主治喉癌而见咽干声哑,咽喉疼痛等症。⑦梅花点舌丹:主要由雄黄、牛黄、熊胆、冰片、硼砂、血竭、葶苈子、沉香、乳香、没药、麝香、珍珠、蟾蜍、朱砂组成;每天 3 次,每次 6～10 粒,温开水送服;有清热解毒、消肿止痛的功效;主治热毒炽盛,痈疽肿毒,喉蛾喉风等病证。

静脉用药可选择华蟾素注射液、榄香烯注射液、康莱特注射液、艾迪注射液等。

3)单方验方。①豆干汤:山豆根 9 g,射干 9 g,蜂房 9 g,蝉蜕 9 g,全蝎 9 g,桔梗 9 g,石斛 9 g,麦冬 15 g,北沙参 30 g,玄参 18 g,生甘草 3 g。药煎 2 次混合液分 2 次服。适用于喉癌晚期出现咳嗽咯血,呼吸困难,声嘶,颈淋巴结肿大者。②射干饮:射干、炒天虫、胖大海各 9 g,蝉蜕、凤凰衣、板蓝根各 6 g,败酱草、凤尾草各 12 g,地龙、桔梗各 4.5 g,土贝母 9 g,煎汤服,另加服消瘤丸 9 g。③豆铃汤:山豆根 9 g,马兜铃 15 g,牛蒡子 15 g,桔梗 9 g,蜂房 9 g,蝉蜕 9 g,连翘 30 g,黄芩 9 g,石斛 15 g,麦冬 15 g,甘草 3 g,一剂药煎 2 次,混合后,分 2 次服用,治喉癌症见咳嗽、声嘶、咳吐痰血者。④天龙舒喉方:守宫 25 条,蛤粉 25 g,粳米 60 g,僵蚕 15 g,全蝎 15 g,蜈蚣 10 g,硼砂 15 g,露蜂房 30 g(烧炭存性)。将守宫、蛤粉与粳米炒至焦黄,再与各药共研细末入胶囊,每天 3 次,每次 4 粒。

4.特色治疗

(1)外治法。①消瘤碧玉散:由硼砂 10 g,冰片 1 g,胆矾 1 g,共研细末。具有清热利咽,敛疮止痛的作用,适用于各种喉癌。每次 0.1～0.3 g,点搽患处或吹喉。②八宝珍珠散:由牛黄、麝香、珍珠、冰片、硼砂、儿茶、青黛、全蝎(烧炭存性)、肉桂粉、川贝母、琥珀末、鱼腥石(微煅)、黄连末、黄柏末、人中白等共研细末。具有清热解毒,敛疮止痛的作用。每次 0.1～0.3 g,每天 3 次,用管吹入喉内患处。③紫雪散:由升麻、寒水石、犀角、羚羊角、玄参、沉香、木香、甘草、朱砂、冰片、金箔等组成。具有清热镇惊之功,可治咽喉肿痛、疮疡内陷等。用管吹入或徐徐咽之。④吹喉散:由僵蚕 0.3 g,白芷 0.3 g,牛黄 0.15 g,牙硝 4.5 g,蒲黄 1.2 g,硼砂 2.4 g,冰片 0.4 g,研细末吹喉。有清热、敛疮、散结之功效。⑤锡类散:由牛黄、青黛、珍珠、生硼砂、西瓜霜、生寒水石等组成。具有清热利咽,消肿止痛的作用。主治各类喉癌,用时含服,每次 0.5 g,每天 3 次,或每天多次,吹于患处。⑥珠黄吹喉散:由珍珠、牛黄、硼砂(炒)、西瓜霜、雄黄、儿茶、黄连、黄柏、冰片等组成。具有解毒化腐之功,用于咽喉口舌肿瘤糜烂溃疡者。每天 3～4 次吹于患处或涂于患处。

(2)蒸熏法:对咽喉部疼痛者,可用超声雾化器,将药液雾化吸收,方可用:庆大霉素 $8 \times 10^4$ U,α-糜蛋白酶 4 000 U,薄荷水 10 mL,生理盐水 20 mL,雾化吸入。射干 15 g,山豆根 15 g,蜂房15 g,硼砂 1.5 g。煎水 50 mL 时,加入冰片 0.5 g,雾化吸入。

### 六、饮食调养

不同治疗的患者,其饮食调理原则有所不同。

#### (一)手术后患者

除注意补气养血食物外,尤其给予化痰利咽的食物

1.北杏炖猪肺汤

北杏 15 g,猪肺 100 g,加水炖服。

2.陈皮煲鸭

陈皮 15 g,鸭 250 g,煲汤服。

3.罗汉果煲瘦猪肉

罗汉果半个、瘦猪肉 100 g,煲汤服。

4.枇杷煲猪肺

枇杷果 5 枚(去核),猪肺 250 g,煲汤服。

5.川贝煲鸽

川贝 10 g,鸽 1 只约 250 g,煲汤服。

6.虫草老鸭汤

冬虫夏草 3~5 g,老鸭肉 100 g,红枣 10 枚、百合 10 枚,姜丝、油、盐、味精适量。将虫草用温水浸泡、洗净后捞出;鸭洗净后切块;红枣、百合洗净后备用;以上食物共入瓷盅中,加油、盐、味精、姜丝等拌匀,隔水炖至鸭肉烂熟即可食用,喝汤吃鸭肉,2 次/周,尤适用于术后体虚、咳嗽不止、心神不定者。

#### (二)放疗后的患者

以清热利咽,润肺生津为原则

1.银耳雪梨汤

银耳 6 g,雪梨 1 个(去皮核),加水炖服。

2.冰糖炖木瓜汤

半熟木瓜 100 g,冰糖 20 g,加水炖服。

3.百合煲猪肺

百合 30 g,猪肺 200 g,煲汤服。

4.虫草炖鳖

冬虫草 10 g,鳖 1 只(约 250 g),加水炖服。

5.蛋清裹燕窝

燕窝 1 个,加水少许,炖 30 分钟后,趁热加入鸡蛋清两匙,待温后食用。

**(三)化疗后的患者**

以补益气血为原则

1.五红汤

红枣 30 g,枸杞子 30 g,红衣花生 50 g,红豆 30 g,红糖适量,煲汤服。用于化疗后红、白细胞计数减少者。

2.参枣汤

党参 30 g,大枣 30 g,水煎代茶喝。

3.参芪炖鸽

红参 5 g,黄芪 30 g,鸽 1 只约 150 g 加水炖服。

4.圆肉杞子炖鹌鹑

桂圆肉 20 g,枸杞子 15 g,鹌鹑 1 只,加水炖服。

5.当归红枣炖鹌鹑

当归 10 g,红枣 30 g,鹌鹑 1 只,加水炖服。

6.龙凤参圆汤

蛇肉 250 g,母鸡 1 只(约 500 g),红参 6 g,桂圆肉 20 g,煲汤服。

# 第二节 食 管 癌

食管癌是发生于食管上皮的恶性肿瘤,食管癌是常见的肿瘤之一,占消化道肿瘤的第二位,也是严重威胁人民健康与生命的疾病之一。我国每年约有 20.9 万人死于食管癌。我国食管癌的发病有明显的区域性,以河南林县以及河北山西交界地区发病率较高。其中鳞状细胞癌最多,腺癌次之,未分化癌少见。发病最多在 40 岁以上,60～70 岁者最多,男性多于女性。本病早期无明显症状,少数患者只有胸骨后痛。进食偶有哽咽感,易被患者和医务人员疏忽。当有明显吞咽困难,呛吐黏液,进行性消瘦时已属于中晚期阶段,疗效与预后均很差。

食管癌与中医的"噎膈"病症状相似,故历来多按噎膈病辨证论治。

## 一、病因、病理

食管癌的发生常因于情志变化,忧思伤脾。脾伤则津液不得输布,遂聚而为痰,肝郁气滞,气结生痰,气滞痰凝而成瘀血,以致痰、气、瘀互结食管。还有脾虚造成津液失充,而阴虚,气郁化火,痰阻郁热,阴虚火旺则内热日盛,津液日耗。食管无津液上乘濡养,此为膈证之内因。《黄帝内经》所说的"三阳结,谓之膈"即是此意。过于辛辣热饮或饮酒过度,痰热内生,损伤食管,壅塞气机。最终痰、气、瘀内阻积而成瘤。阻塞食管而成噎膈。现代研究认为亚硝胺类化合物是公认的强致癌物,从膳食中摄入亚硝胺的量与食管癌的发病率成正比。而酸菜、腌制和发霉食物均含有亚硝胺类化合物和真菌毒素,如喜欢吃酸菜、腌制食物的河北、河南、山西部分地区,食管癌尤其高发。由于长期嗜食过于辛辣、偏硬、过热和制作粗糙的食物,进食过快,饮烈酒,吃大量胡椒,咀嚼槟榔或烟丝,这些对食管黏膜的慢性刺激,在不断地损伤—修复过程中,也容易引起癌变。

## 二、诊断

对年龄 40 岁以上,有吞咽不适和/或异物感,尤其是进行性吞咽困难者,应想到本病之可能性,必须做进一步的检查。

### (一)临床表现

1.食管癌的早期表现

常被忽略。早期诊断具有意义的是:进食时胸骨后痛、心窝部烧灼或针刺状不适感。食管内异物感,进食时食管内停滞感,呃逆及吞咽疼痛等均应该考虑有食管癌的可能,应进一步检查。

2.中期症状

其表现为持续性、进行性吞咽困难,开始吃干食受阻,以后出现半流食,或流食下咽困难。可伴体重下降、消瘦等。

3.晚期表现

病情严重,患者进行性消瘦,呈恶病质,同时可有发热、胸痛、呕血或便血等表现,并可触及锁骨上肿大淋巴结。

### (二)X 线钡餐造影

目前仍为食管癌重要诊断方法之一。早期表现为食管黏膜的细微改变,小的溃疡龛影,以及不太明显而恒定存在的充盈缺损。晚期病例 X 线所见明确,包括软组织影、黏膜破坏、溃疡、龛影、充盈缺损、食管通道扭曲狭窄、管壁僵硬、下段食管癌可侵及胃底大小弯。

### (三)食管脱落细胞学检查

食管脱落细胞学检查方法简便,受检者痛苦小,假阳性率低,实践证明是在高发区进行大面积普查的最切实可行的方法,总的阳性检出率可达 90% 左右。脱落细胞学检查在晚期病例中阳性率反而有所下降。这是由于狭窄重,网套通不过肿瘤生长段而致。值得注意的是,脱落细胞学检查的禁忌证为高血压、食管静脉曲张、严重的心脏以及肺部疾病。

### (四)纤维食管镜检

纤维食管镜检是食管癌诊断中最重要的手段之一,对于食管癌的定性定位,以及手术方案的选择有重要的作用。可以看到肿瘤的位置、大小、性状,可以取肿瘤组织进行病理分析。食管癌内镜下表现为局部黏膜增粗、增厚、表面糜烂,组织脆弱易出血,或有溃疡。

### (五)胸部 CT 及 PET-CT 检查

胸部 CT 及 PET-CT 在诊治食管癌中对分期和预后的估计均有帮助,能判断食管周围淋巴结转移状况。

### (六)内镜超声检查

近年来食管内镜超声检查(EUS)逐渐应用于临床。内镜超声其发生系统通过充水囊而工作,正常情况下第一层黏膜是回声发生的,第二层黏膜肌层是暗区,第三层黏膜下有回声。

### 三、鉴别诊断

#### (一)食管良性狭窄

食管良性狭窄可由误吞腐蚀剂、食管灼伤、异物损伤、慢性溃疡等引起的瘢痕所致。病程较长,咽下困难,发展至一定程度即不再加重。经详细询问病史和 X 线钡餐检查或胃镜检查可以鉴别。

#### (二)食管良性肿瘤

食管良性肿瘤主要为少见的平滑肌瘤,病程较长,咽下困难多间歇性。X 线钡餐检查可显示食管有圆形、卵圆形或分叶状的充盈缺损,边缘整齐,周围黏膜正常。

**(三)癔症**

癔症多见于青年女性,时有咽部异物感,进食时消失,常由精神因素诱发。本症并无器质性的食管病变,不难与食管癌鉴别。

**(四)缺铁性假膜性食管炎**

患者多为女性,除咽下困难外,尚可有小细胞低色素性贫血、舌炎、胃酸缺乏和反甲等表现。

**(五)食管周围器官病变**

如纵隔的肿瘤、主动脉瘤、甲状腺肿大、心脏增大等。除纵隔肿瘤侵入食管外,X线钡餐检查可显示食管有外压迹,黏膜光滑正常。

**(六)功能性吞咽困难**

患者常有异物感、堵塞感和吞咽困难。但是通过X线钡透及食管镜检查,未发现器质性病灶。

**四、并发症**

食管癌的并发症多见于晚期患者。

**(一)恶病质**

在晚期病例,由于咽下困难与日俱增,造成长期饥饿导致负氮平衡和体重减轻,对食管癌切除术后的并发症的发生率和手术死亡率有直接影响。实际上每1例有梗阻症状的晚期食管癌患者因其经口进食发生困难,都有程度不同的脱水和体液总量减少。患者出现恶病质和明显失水,表现为高度消瘦、无力、皮肤松弛而干燥,呈衰竭状态。

**(二)出血或呕血**

一部分食管癌患者有呕吐,个别食管癌患者因肿瘤侵袭大血管有呕血,偶有大出血。呕血一般为晚期食管癌患者的临床症状。

**(三)器官转移**

若有肺、肝、脑等重要脏器转移,可能出现呼吸困难、黄疸、腹水、昏迷等相应脏器的特有症状。食管癌患者若发生食管气管瘘、锁骨上淋巴结转移及其他脏器的转移、喉返神经麻痹以及恶病质者,都属于晚期食管癌。

**(四)交感神经节受压**

癌肿压迫交感神经节,则产生交感神经麻痹症(Horner综合征)。

## （五）水、电解质紊乱

因下咽困难，这类患者有发生严重的低钾血症与肌无力的倾向。正常人每天分泌唾液 1～2 L，其中的无机物包括钠、钾、钙及氯等。唾液中钾的浓度高于任何其他胃肠道分泌物中的钾浓度，一般为20 mmol/L。因此，食管癌患者因下咽困难而不能吞咽唾液时，可以出现显著的低钾血症。有些鳞状细胞癌可以影响甲状旁腺激素而引起高血钙症，即使患者在无骨转移的情况下同样可以有高钙血症。术前无骨转移的食管癌患者有高血钙症，往往是提示预后不良的一种征象。

## （六）吸入性肺炎

由于食管梗阻引起的吸入性肺炎，患者可有发热与全身性中毒症状。

## （七）癌转移所引起的并发症

如癌细胞侵犯喉返神经造成声带麻痹和声音嘶哑；肿瘤压迫和侵犯气管、支气管引起的气急和刺激性干咳；侵犯膈神经，引起膈肌麻痹；侵犯迷走神经，使心率加快；侵犯臂丛神经，引起臂酸、疼痛、感觉异常；压迫上腔静脉，引起上腔静脉压迫综合征；肝、肺、脑等重要脏器癌转移，可引起黄疸、腹水、肝功能衰竭、呼吸困难、昏迷等并发症。

## （八）食管穿孔

晚期食管癌，尤其是溃疡型食管癌，因肿瘤局部侵蚀和严重溃烂而引起穿孔。因穿孔部位和邻近器官不同而出现不同的症状。穿通气管引起食管气管瘘，出现饮食时呛咳，尤其在进流质饮食时症状明显；穿入纵隔可引起纵隔炎，发生胸闷、胸痛、咳嗽、发热、心率加快和白细胞数升高等；穿入肺引起肺脓疡，出现高热、咳嗽、咯脓痰等；穿通主动脉，引起食管主动脉瘘，可引起大出血而导致死亡。

## （九）其他

据文献报道，有的食管鳞状细胞癌患者有肥大性骨关节病，有的隐性食管癌患者合并有皮肌炎，还有个别食管腔有梗阻的患者发生"吞咽晕厥"，可能是一种迷走神经-介质反应。

## 五、中医治疗

### （一）中医证治枢要

气机郁滞、痰湿内阻、瘀血停留是本病实证阶段的主要病机。三者交阻为患,故疏肝解郁、理气化痰、活血祛瘀为攻实邪的基本法则;而阴虚内耗、气血亏损则是虚证阶段的常见病机,故养阴生津、补益气血、扶助正气为治疗原则。大凡治法,体质较好,病程较短者,以攻邪为主,佐以扶正。病程已久,体质虚弱者,以扶正为主。兼顾攻邪;介乎两者之间,虚实之证并现者,原则上是攻补兼施,但所用药物如何调配组合及其主辅关系,应该视具体证情灵活掌握。

抑癌消瘤是治疗食管癌的最终目标,尽管难度很大,但须勇于探索,根据有关资料,着眼局部,重视整体不失为具有可行性的基本路子。既要看到癌性病灶吞噬食管这一症结所在,又要注意气血津液、肝肾脾胃等在本病发生发展过程中所起的重要作用。因此治疗一定要着力寻觅抑制癌瘤生长、铲除病灶的有效方药。同时,也要采取积极有效的措施充分调动机体的抗病能力。有学者认为在辨证论治的原则指导下,注意养胃生津、调肝通络、化痰软坚等法的选择使用,是值得深入研究探讨的思路。

**(二)辨证施治**

1.痰气互阻

主症:时感咽部不适,嗳气不舒,食入不畅,吞咽不顺,胸胁苦闷,两肋窜痛,或胸骨后郁闷疼痛,头晕目眩。舌质淡红,苔薄白,脉弦细。

治法:开郁降气,化痰散结。

处方:用启膈散合旋覆代赭汤加减。沙参30 g,茯苓15 g,代赭石30~60 g,浙贝母10~15 g,法半夏10 g,青陈皮各6 g,郁金10 g,荷叶蒂6 g,全瓜蒌30~50 g,杵头糠30 g,砂仁6 g。

阐述:本证型由于痰气交结,阻于食管,使传递食物功能失常,据证而使用启膈散。方中以郁金、旋覆花、砂仁壳顺气降逆开郁;沙参滋养阴津,此药虽属阴药但不碍气机;瓜蒌、贝母、青陈皮化痰开膈。从辨证而论,川楝子、杏仁、白蔻仁、枳壳、苏梗、薏仁等皆可选用。以痰病而言,则白花蛇舌草、半枝莲、石见穿亦理当入方。

2.痰瘀互结

主症:吞咽困难,水饮难下,食入易吐,黏涎甚多,胸背固定疼痛,或如锥刺感,可有吐下如赤豆汁。舌有瘀点瘀斑,舌苔厚腻或中黄,脉多滑数或细涩。

治法:化痰软坚,活血散瘀。

处方:血府逐瘀汤加减。炒柴胡6 g,桃仁10 g,红花10 g,当归尾10 g,川芎10 g,赤芍10 g,枳壳10 g,乳香没药各10 g,蜣螂虫30 g,枳实10 g,陈胆星10 g,法半夏10 g,海浮石15 g,桔梗10 g。

阐述:病情到此证已较重,为有形之痰与内停之瘀血混杂,阻于食管,不仅食管失去传送之权,而且已损伤胃腑之通降功能,故用血府逐瘀汤为主以活血行瘀。乳香、没药、蜣螂虫增其祛瘀通络之力。加胆星、半夏、海浮石是为祛痰软坚之需。失笑散也可配入其中,有人主张选服玉枢丹,或用烟斗盛药点燃吸入以开膈降逆,随后再服煎药,不妨一试。

3.热毒伤阴,久则成瘀

主症:口干唇燥,咽痛烦躁,梗阻较甚,胸背灼痛,午后低热,或有盗汗,大便干结,或发音嘶哑。舌苔黄,质红少津,脉细弦数。

治法:滋阴解毒,涤痰化瘀。

处方:麦味地黄汤合血府逐瘀汤加减。生地 30 g,麦冬 15 g,天花粉 15 g,知母 15 g,玄参 20 g,炒柴胡 6 g,桃仁 10 g,红花 10 g,当归尾 10 g,川芎 10 g,赤芍 10 g,枳壳 10 g,乳香 10 g,没药 10 g,蜣螂虫 30 g,桔梗 10 g,陈胆星 10 g,浮石 15 g。

阐述:此证病情较重,有阴虚血槁,痰瘀毒互结,阻于食管。阻于食管,不仅食管失传送之权,而且亦损及胃腑通降之功,故用血府逐瘀汤为主以活血行瘀,协乳香没药蜣螂虫增其祛瘀通络之力,加胆星、半夏、海浮石是为祛痰软坚之需。失笑散亦可配用其中,有人主张选服玉枢丹,或用烟斗盛药点燃吸入,以开膈降逆,随后再服煎药,不妨一试。

4.气血两亏

主症:噎膈日重,食水难下,面色萎黄无华,消瘦无力,大骨枯槁,形寒肢冷,面浮足肿。舌质淡,苔薄,脉弦细或沉细。

治法:益气养血,佐以祛邪。

处方:生脉饮加参苓白术散。人参 5 g,麦冬 15 g,五味子 10 g,生黄芪 30 g,白术 10 g,茯苓 10 g,山药 15 g,扁豆 10 g,砂仁 3 g,石斛 15 g,天花粉 30 g,陈皮 10 g,内金 10 g。

阐述:此证多见于食管癌晚期,特别是晚期食管癌加用化疗的患者,或放疗的患者。多属于气阴两伤,脾胃亏虚。由于晚期,攻瘤消癌已非中药所能。改善症状,减轻痛苦,延长生命,已尽医之职责。生脉饮养阴津,以救欲涸之液。参苓白术散健脾胃,有助纳运之功。加生黄芪则补气力专。谷麦芽、焦山楂、鸡内金等助运之品均可选用。饮食难入者可服五汁饮(芦根汁、生姜汁、韭菜汁、竹沥汁、沉香汁),不拘多少,频频呷服。呕吐痰者可加橘红、杏仁、法半夏等化痰药物。

### (三)特色经验探要

**1.关于食管癌放疗时的中医中药治疗**

食管上段、中段癌以及手术困难者,目前常用放疗,中医认为放疗时射线易伤人体阴液,放疗可出现放射性食管炎,表现为局部疼痛吞咽时加重,中药治疗常以养阴清热,理气止痛法。常用药物有沙参、麦冬、石斛、天花粉、郁金、瓜蒌、草河车、芦根等。由于放疗还可能引起骨髓抑制,出现白细胞或血小板减少,中药可采用益气健脾、滋补肝肾、补气养血等治疗法则,在放疗的同时配合活血化瘀中药如丹参、川芎、红花、三七等,有改善微循环,提高肿瘤对放射线的敏感性,提高放疗的效果。

**2.关于食管癌化疗时的中医中药治疗**

食管癌以鳞状上皮癌为主,对化疗不敏感,疗效较差,化疗常用于无法手术、放疗及术后复发的病例。食管癌化疗时的中药治疗以减轻化疗的毒副作用为主要目的。常采用补益气血、健脾和胃、滋补肝肾等法。如八珍汤、益气养荣汤、六味地黄汤、参芪注射液等药物。可根据临床实际情况选用。但食管癌化疗方案中常用博来霉素或平阳霉素,有引起肺纤维化的可能。另外,联合化疗中常用的顺铂,有损伤肾功能的不良反应,除按要求大量输液以外,中药可加渗湿利尿之品,如猪苓、茯苓、车前子、车前草、泽泻等以减轻毒副作用。

**3.关于晚期食管癌的通道启膈**

食管癌晚期,由于肿瘤较大,使整个食管堵塞,临床上出现滴水难下的证候,此时当以开通起关为主。硇砂制剂有一定的疗效,可以改善梗阻症状。某些治疗食管癌配方中亦以硇砂为主要药物。如经验方醋熬硇砂(紫硇砂 15 g、醋 500 mL,熬成糊状,做成 30 粒小丸,每服 1 丸,每天 3 次。服后患者涌出大量的痰液,然后可进稀的饮食。也可用生硼砂、生硇砂、皂角刺各等份研末,每次 1~1.5 g,每天 3 次)、北京中医医院肿瘤科自制通道散(硼砂 1 g、硇砂 0.6 g、冰片 0.1 g、人工牛黄 2 g、玉枢丹 1.5 g,共研细末),有一定的疗效。

但是应该注意硇砂制剂有腐蚀作用,过量可造成食管穿孔,特别是对溃疡性食管癌需慎用。缓解噎塞症状除上述腐蚀法外,尚有一些方药有通道启膈作用。如守宫酒。用活守宫即壁虎 5~6 条,浸入白酒 500 mL 中,7 天后可用,每次 10 mL,每天 2 次,试用有效。有学者还自制急灵仙方(急性子 10 g、木鳖子 10 g、威灵仙 30 g、半夏 10 g、瓜蒌 30 g、郁金 10 g、老刀豆 15 g、山豆根 8 g,水煎分服)用于食管癌梗塞症状,有化痰解毒,降逆,消噎之功,方中急性子和威灵仙有扩张食管之力;如哽噎明显配合通道散,改善症状效果更好一些。

### 六、西医治疗

#### (一)手术治疗

我国食管癌的手术治疗效果较好,手术切除率为 56.3％～80％,5 年生存率 30％左右;早期食管癌切除率 100％,5 年生存率 90％。病变越早,切除率越高;髓质型及蕈伞型切除率较缩窄型及溃疡型高;下段食管癌切除率高,中段次之,上段较低;病变周围,有软组织块影较无软组织块影切除率低;食管轴有改变者较无改变者低。这些因素综合分析,对术前肿瘤切除可能性判断有较大帮助。

食管癌手术分为开胸手术和非开胸手术。开胸手术主要有:①左胸后外侧切 1∶3,适用于中、下段食管癌。②右胸前外侧切口,适用于中、上段食管癌,肿瘤切除后,经腹将胃经管裂孔提至右胸与食管吻合,食管切除长度至少应距肿瘤边缘 5～7 cm。③若病变部位偏高,食管足够切除长度,可行颈部切口,胃送至颈部与食管吻合,即右胸、上腹及颈部三切口,目前对中段以上的食管癌多主张采用三切口的方法。应同时行淋巴结清扫。

非开胸食管切除术包括:①食管内翻拔脱术,主要适用于下咽及颈段食管癌。②食管钝性分离切除术,可用于胸内各段食管癌,肿瘤无明显外侵的病例;食管缺损后应用内脏代食管的选择:经过20 余年的临床经验,应用内脏代食道有 3 个选择:胃、结肠或空肠。

对于食管全部梗阻,滴水难入,可行胃造瘘术,现在已经开展很少。目前开展比较多的是行内镜下食管内支架植入,解决患者不能进食的问题,延长生命。

#### (二)放疗

食管癌放疗包括根治性和姑息性两大类。照射方法包括外放射和腔内放射、术前放射和术后放射。

治疗方案的选择,需根据病变部位、范围、食管梗阻程度和患者的全身状况而定。颈段和上胸段食管癌手术的创伤大,并发症发生率高,而放疗损伤小,疗效优于手术,应以放疗为首选。凡患者全身状况尚可、能进半流质或顺利进流质饮食、胸段食管癌而无锁骨上淋巴结转移及远处转移、无气管侵犯、无食管穿孔和出血征象、病灶长度＜8 cm 而无内科禁忌证者,均可行根治性放疗。其他患者则可进行旨在缓解食管梗阻、改善进食困难、减轻疼痛、提高患者生存质量和延长患者生存期的姑息性放疗。近来研究的三维适形放疗已用于临床。

### (三)化疗

化疗对食管癌疗效差,近 20 年无明显突破。常用药物有博来霉素(BLMO)、平阳霉素(PYM)、顺铂(PDD)、草酸铂(L-OHP)、5-氟尿嘧啶(5-FU)、喃氟啶(FT207)、优福啶(UFT)、多柔比星(ADM)、丝裂霉素(MMC)、长春地辛(VDS)、依托泊苷(VP-16),最高有效率不超过 20%。临床上多采用联合化疗。表 5-1 介绍几种化疗方案供参考。

表 5-1  食管鳞癌化疗方案

| 方案 | 药物 | 剂量(mg/m²)及途经 | 时间(天)及周期 |
| --- | --- | --- | --- |
| DF 方案 | 顺铂 | 60～80 mg;静脉用药 infusion≥24 小时 | 1,21 天 1 个周期 |
| | 5-FU | 600～1 000 mg;静脉用药 | 1～4;21 天 1 个周期 |
| TP 方案 | 紫杉醇 | 135～175 mg;静脉用药 | 1;21 天 1 个周期 |
| | 顺铂 | 60～75 mg;静脉用药 | 2;21 天 1 个周期 |
| IP 方案 1 | 伊立替康 | 65 mg;静脉用药 | 1,8;21 天 1 个周期 |
| | 顺铂 | 30 mg;静脉用药 | 1,8;21 天 1 个周期 |
| IP 方案 2 | 伊立替康 | 120 mg;静脉用药 | 1;21 天 1 个周期 |
| | 顺铂 | 60～75 mg;静脉用药 | 1;21 天 1 个周期 |
| DP 方案 1 | 多西他赛 | 60～75 mg;静脉用药 | 1;21 天 1 个周期 |
| | 顺铂 | 60～75 mg;静脉用药 | 1;21 天 1 个周期 |
| DP 方案 2 | 吉西他滨 | 800～1 000 mg;静脉用药 | 1,8;21 天 1 个周期 |
| | 顺铂 | 60～75 mg;静脉用药 | 1,8;21 天 1 个周期 |

### (四)晚期食管癌的支持治疗及对症处理

1.补液

食管癌晚期,表现为滴水不入,患者摄入量严重不足,需要静脉补液及补充营养。其中包括血液制品、氨基酸、脂肪乳、葡萄糖、维生素、电解质等。对于滴水难入的患者每天补充 3 000～4 000 mL 的液体量,才能满足患者的需要。对于根本不能进食、尚无重要脏器转移的患者可考虑胃肠外营养的补给。

2.止痛

部分患者可有胸骨后痛、背痛,食管癌骨转移肝转移亦可产生剧烈疼痛,可用曲马多、氨酚待因、布桂嗪、吗啡等药物。

3.抗感染

食管癌由于肿瘤分泌物,以及食管堵塞致吞咽困难,患者可出现呛吐黏液,合并吸入性肺炎,引起发热、咳嗽等症状,可适当选用抗生素治疗。

4.免疫治疗

有研究报道,通过免疫组化方法检测胃、食管癌的手术标本,约有12%的患者在肿瘤细胞膜上表达PD-L1,在细胞基质表达的约为44%。该研究还发现CD8[+]T细胞的密集程度与PD-L1的表达水平有一定的正相关性,提示获得性免疫可能发挥着一定的作用。结合多项研究数据发现,食管癌中PD-L1的表达水平约在40%,腺癌与鳞癌的表达水平未见明显差异。

Pembrolizumab是目前最有代表性的PD-1单抗之一。有研究表明Pembrolizumab对食管癌(EC/GEJ)有较好的抗肿瘤活性且安全性良好。

Avelumab是一种PD-L1单抗。有研究结果显示Avelumab治疗进展期GC/GEJ具有一定的疗效,不良反应可接受,PD-L1阳性患者的mPFS更长。

还有一些PD-L1单抗如MEDI4736治疗食管癌的临床研究报道,入组16例患者,其中4例达到PR(NCT02639065)。其他免疫检查点抑制剂,如Nogamulizumab、MPDL3280A、国产的SHR-1210在食管癌中初显成效。

## 七、中西医优化选择

食管癌目前治疗仍不满意,平均病程9.5个月,早期食管癌手术切除率高,5年生存率可达90%以上。中晚期多失去根治的机会。为提高食管癌的治疗效果,应采用中西医结合的综合治疗措施。中西医结合治疗,扶正祛邪紧密结合,发挥中西医两法的优势。具体原则如下:早期食管癌应考虑手术治疗,术后不必化疗,可适当采用中医中药治疗。中期以手术为主,还要行术前、术后、放疗,不宜手术的患者应行放疗。在放疗中、放疗后常用中药治疗,法则是清热解毒、活血化瘀、益气养阴等以减轻放疗的不良反应,提高疗效。

中医中药治疗食管癌的优势在于对食管癌术后、放疗后的患者长期调理;调理免疫功能,调理内脏功能,调理气血运行,可以提高5年生存率。化疗时中药常采用理气和胃、健脾养血的治疗方法,以减轻化疗的毒副作用,保护患者的胃肠功能、免疫功能、骨髓造血功能。对于晚期食管癌患者能耐受化疗的可考虑行联合化疗。对于既不能手术,又不能耐受化疗和放疗的患者可单用中医中药治疗,能在一定程度上改善患者的症状,延长生存期,提高生活质量。

# 第三节 肺　癌

肺癌是最常见的肺原发性恶性肿瘤,绝大多数肺癌起源于支气管黏膜上皮,故亦称支气管肺癌。肺癌的发病率和病死率均迅速上升,死于癌症的男性患者中肺癌已居首位。城市肺癌发病率高于农村,就性别来讲,男性高于女性。但是近年来女性患者呈上升的趋势。患病年龄 50～60 岁,近来有年轻化的趋势。肺癌按部位分为周围型和中心型。按细胞学分非小细胞和小细胞癌,非小细胞癌有腺癌、鳞癌、肺泡细胞癌。临床表现为持续咳嗽,痰中带血。

肺癌属于中医的"肺痨""肺积""痨咳""肺疽""肺痈"等范畴。

## 一、病因、病理

肺为娇脏,耐不得寒热,外邪入侵肺部,肺气失于宣肃,脾气失于健运。气机不畅,脉络受阻,血运不畅。造成气滞血瘀。加上痰湿蕴肺,久郁化热,成为毒热之邪。气滞、血瘀、痰凝、毒热郁于肺部而成肿瘤。肝郁犯肺,平素情绪急躁或抑郁之人,肝气不舒,肝郁日久化火,导致"木火刑金",使肺的功能受损,火热损伤肺络,离经之血内蓄,而成血瘀,加之肺失宣肃,浊痰不去,痰瘀互结而成有形之物。再者老年人正气已衰,或虚弱之体,心、脾、肾三脏之气不足,均可导致肺气虚弱。外邪易于侵及肺脏,邪毒留滞不去,与肺内之痰浊互结也可成为肿瘤恶肉。所以有人认为本病是因虚而得病,因虚而致实。虚是指整体虚,实指肺部邪实。

现代研究,肺癌的发病与空气污染、吸烟、职业因素关系最大。同时目前已公认长期接触铀、镭等放射性物质及其衍化物,致癌性碳氢化合物、砷、铬、镍、铜、锡、铁、煤焦油、沥青、石油、石棉、芥子气等物质,均可诱发肺癌。肺部慢性疾病如肺结核、矽肺、尘肺等可与肺癌并存。人体内在因素如家族遗传也是病因之一。

## 二、诊断

肺癌有多样的临床表现,早期可无任何症状,仅在体检中发现肺部阴影,通过进一步的检查而确诊肺癌,也有的是因骨痛,通过检查才明确是肺癌骨转移。还有些患者因头痛恶心就诊,经检查发现肺癌脑转移。

### (一)临床表现

**1.咳嗽**

咳嗽为最常见的早期症状,约有 3/4 的患者出现不同程度的咳嗽。其特点以阵发性刺激性咳嗽为主,无痰或少量泡沫白痰。肿瘤增大引起支气管狭窄,咳嗽可加重,多为持续性,呈高音调金属音。支气管狭窄远端有继发感染时,痰量增加,呈黏液脓性痰。

**2.咯血**

咯血也是肺癌常见的首发症状之一,呈间断性反复少量血痰,偶见大咯血,见于肿瘤侵及血管,血色多鲜红。咯血持续时间不一,一般仅数天,但也有达数月者。如侵及大血管,咳血量多堵塞气管造成死亡。

**3.胸痛**

肺癌本身无胸痛,当肿瘤累及胸膜,可产生胸部钝痛或隐痛;肿瘤侵及胸壁肋骨或压迫肋间神经,则胸脯尖锐剧痛,且有定点或局部压痛,并随呼吸、咳嗽、变换体位而加重。

**4.发热**

有 21.2% 的肺癌以发热为首发症状。发热有 2 种:一是肿瘤压迫气管引起气管阻塞,发生阻塞性的肺炎,为炎性发热,往往反复发作;另一种是因癌组织变性坏死,成为致热原,引起癌性发热。

**5.气急**

由于肿瘤压迫、阻塞、气管支气管狭窄,支气管阻塞导致不张时或肺癌广泛播散时,肺的有效气体交换少,可出现气急。胸膜转移合并大量胸腔积液,出现气急,患者往往不能平卧,坐起来稍微舒服一些。

**6.晚期肺癌压迫侵犯邻近器官组织或发生远处转移**

晚期肺癌压迫侵犯邻近器官组织或发生远处转移时,可以产生下列症状:①压迫或侵犯膈神经,引起同侧膈肌麻痹;②压迫或侵犯喉返神经,引起声带麻痹、声音嘶哑;③压迫上腔静脉,引起面部、颈部、上肢和上胸部静脉怒张,组织水肿,上肢静脉压升高;④侵犯胸膜,可引起胸膜腔积液,往往为血性,大量积液可以引起气促,癌肿侵犯胸膜及胸壁可以引起持续剧烈的胸痛;⑤癌肿侵入纵隔,压迫食管,可引起吞咽困难。⑥上叶顶部肺,可侵入和压迫位于胸廓上口的器官组织。如第 1 肋骨、锁骨下动静脉、臂丛神经、颈交感神经等,产生剧烈胸痛,上肢静脉怒张、水肿,臂痛和上肢运动障碍,同侧上眼睑下垂、瞳孔缩小、眼球内陷、面部无汗等颈交感神经症候。肺癌血行转移后,按侵入器官而产生不同症状。

还有少数肺癌病例,由于癌肿产生内分泌物质,临床上呈现非转移性的全身症状,如骨关节病(杵状指、骨关节痛、骨膜增生等)、Cushing 综合征、重症肌无力、男性乳腺增大、多发性肌肉神经痛等。这些症状在切除肺部癌肿后可能消失。

### (二)X 线检查

胸片检查是首选的检查,发现肺内结节的限度是直径>1 cm 的病灶。X 线下表现有肺部阴影,肺不张,肺门增宽等。

### (三)CT 及 PET-CT 检查

CT 是目前在影像诊断中的有效方法,可表现为肺内结节、片状阴影、玻璃样改变影、卫星结节等。特别是螺旋 CT 对中心型肺癌所引起的继发性改变及病变对肺门、纵隔大血管侵犯的发现率较高,对周围型肺癌病灶内各征象均有较高的检出率,明显优于常规 CT 扫描。近几年 PET-CT 在大城市使用,PET-CT 能了解病变的部位以及能鉴别良性、恶性肿瘤。但费用昂贵。

### (四)MRI 检查

MRI 对肺内小结节的显示不及 CT,仅能发现直径约 1 cm 以上的结节。对于肿块边缘毛刺、棘状突起、胸膜凹陷征、细支气管征等细节的显示,MRI 检查不及 CT。肺门和纵隔淋巴结转移时,MRI 检查易于发现肺门、纵隔淋巴结增大。当肿瘤侵犯胸壁时,尽管 MRI 检查对肋骨破坏显示有一定限度,但由于肿块、肌肉、脂肪信号不同而易于发现胸壁受侵。

### (五)针刺活检

经皮细针针吸活检在诊断肺部恶性结节方面十分准确,但为有创性检查,有一定的并发症,如气胸和咯血等。

### (六)痰脱落细胞检查

痰细胞学检查利用痰液检查寻找癌细胞,特别是多次痰检,对诊断起源于大气管的中心性肿瘤,如鳞癌和小细胞癌是有帮助的。起源于小气管的外周性肿瘤,如腺癌,特别是直径<2 cm 者,仅偶尔可被痰检发现,却有重要意义。痰细胞学检查最大优势在于无创。

### (七)纤维支气管镜检查

支气管镜是获得肺癌组织学证据最常用的诊断工具,然而在诊断早期肺癌方面却有局限性,因为这些病变肉眼难以判断。荧光内镜可明显提高癌前病变和原位癌的检出率,在肺癌高危人群的筛查和随访中可起重要作用,但检查费用昂贵。

### (八)肿瘤标记物测定

血清癌胚抗原(CEA)、细胞角蛋白 19 片段(CYFRA21-1)对肺癌的诊断有较高的特异性,鳞状细胞癌抗体(SCC)特异性亦较好,但敏感性差。于是人们开始探索支气管肺泡灌洗液 TM 的测定,希望能提高对肺癌诊断的准确性。

## 三、鉴别诊断

### (一)肺结核与肺癌的鉴别

特别是结核球易于诊断为肺癌。两者均有咳嗽、咯血、胸痛、发热、消瘦等症状,两者很容易混淆,应注意鉴别。肺结核多发生于青壮年,而肺癌好发于 40 岁以上的中老年男性。部分肺结核患者已愈合的结核病灶所引起的肺部瘢痕可恶变为肺癌。肺结核经抗结核治疗有效,肺癌经抗结核治疗则病情无好转。此外,借助现代诊断方法,如肺部 X 线检查、痰结核菌检查、痰脱落细胞学检查、纤维支气管镜检查等,有助于两者的鉴别。

### (二)肺痈与肺癌的鉴别

两者都可有发热、咳嗽、咯痰的临床表现。但是典型的肺痈是急性发病,高热,寒战,咳嗽,咳吐大量脓臭痰,痰中可带血,可伴有胸痛;肺癌发病较缓,热势一般不高,呛咳,咯痰不爽或痰中带血,伴见神疲乏力,消瘦等全身症状。肺癌患者在外感寒邪时,也可出现高热、咳嗽加剧等症,应注意鉴别。此时更应详细询问病史,并借助肺部 X 线检查、痰和血的病原体检查、痰脱落细胞学检查等实验室检查加以鉴别。

### (三)肺部孤立性转移癌与原发性肺癌的鉴别

主要依靠详细病史和原发癌肿的症状和体征。肺转移癌一般较少出现呼吸道症状和咳出痰血。同时结合其他检查明确诊断。

### (四)中央型肺癌与纵隔肿瘤的鉴别

中央型肺癌有时可能与纵隔肿瘤混淆。诊断性人工气胸有助于明确肿瘤所在的部位。纵隔肿瘤较少出现咯血,痰细胞学检查未能找到癌细胞。支气管镜检查和支气管造影有助于鉴别诊断。纵隔淋巴瘤较多见于年轻患者,常为双侧性病变,可有发热等全身症状。

### 四、并发症

#### (一)阻塞支气管引起肺癌肺不张及肺部炎症

由于肿瘤阻塞支气管引起肺不张及肺部炎症,可引起胸闷气短、咳嗽。炎症不易消退,经常反复发作。

#### (二)胸腔积液

肿瘤侵犯胸膜可引起呼吸疼痛及胸腔积液,胸腔积液为血性表示预后不好。胸腔积液内查到恶性瘤细胞则失去手术机会。

#### (三)肿瘤侵犯邻近组织产生综合征

若肿瘤侵及纵隔左侧,使喉返神经受到压迫,出现声音嘶哑。压迫上腔静脉,造成上腔静脉回流障碍,出现颈静脉压迫综合征,表现颜面、胸壁上部青紫水肿,颈静脉怒张,呼吸困难,甚至昏迷。转移淋巴结压迫交感神经产生 Horner 综合征,表现同侧瞳孔缩小,上眼睑下垂,额部少汗等症状。

#### (四)其他并发症

穿刺部位出血或血肿;动脉栓塞;脊髓损伤;压疮;肺癌术后感染;肺癌脑转移可出现癫痫;偏瘫及失语。

### 五、中医治疗

#### (一)中医证治枢要

肺癌在正气不足的情况下患病,痰湿、瘀血、热毒是肺癌实证的主要病机,而且三者可同时存在。因此治疗肺癌,实证阶段需要化痰。而饮是痰之源,祛湿,活血化瘀,清热解毒是中医的基本治疗原则,以攻邪为主。当病情发展到一定阶段,阴津内耗,气血双亏同时邪毒内结,治疗需要扶正与祛邪相结合,大凡患者体质尚可,应在补虚的情况下兼顾攻邪。体质差者以扶正为主辅以攻邪,需根据临床状况灵活掌握。

现代的肺癌治疗一般采用中西医结合的治疗办法,现代医学治疗会影响中医证型,如肺癌化疗时首先影响胃肠功能,很快会影响骨髓造血功能,因此在化疗时,中医治则益气健脾,滋补肝肾,保护胃肠功能和骨髓造血功能,使患者顺利完成化疗,减轻化疗的不良反应,提高化疗的疗效。放疗易于耗伤人体阴液,所以养阴清热是放疗时的基本治疗原则。适当加用活血的药物可以增加放疗的效果。

**（二）辨证施治**

**1.脾虚痰湿**

主症：咳嗽痰多，清稀色白，神疲乏力，胸闷纳少，腹胀便溏，肢体浮肿，面色㿠白，动则气促。舌胖，舌边有齿印，舌质淡，苔薄白腻，濡缓或濡滑。

治法：益气健脾，宣肺化痰。

处方：六君子汤加减。黄芪20 g，党参30 g，白术10 g，茯苓12 g，陈皮10 g，法半夏10 g，猪苓15 g，山药20 g，薏苡仁20 g，八月札15 g，鱼腥草30 g，铁树叶30 g，白花蛇舌草30 g。

阐述：方中黄芪、党参、白术、茯苓、猪苓、薏苡仁健脾利湿；陈皮、鱼腥草化痰，散结，清肺；八月札、白花蛇舌草、铁树叶解毒抗癌。痰多难咯者加川贝、瓜蒌。多汗气短加五味子，并加重党参用量；胸腔积液难消，水肿加葶苈子、龙葵、车前子；高热者加生石膏、知母、水牛角。

**2.气滞血瘀**

主症：咳嗽咯痰不爽，咳嗽带血，胸闷胸痛如刺，痛有定处，大便秘结，唇甲紫黯，甚则肌肤甲错，皮肤浅静脉怒张暴露。舌质黯或瘀斑瘀点，苔薄腻或薄黄腻，脉细涩或弦细。

治法：活血化瘀，理气止痛。

处方：血府逐瘀汤加减。柴胡6 g，赤芍10 g，枳壳10 g，当归15 g，生地15 g，桃仁9 g，丹参20 g，瓜蒌12 g，红花9 g，生黄芪15 g，青、陈皮各10 g，桔梗10 g，白花蛇舌草30 g，干蟾皮10 g，石见穿15 g。

阐述：方中四物汤调血行瘀，合桃仁、红花、牡丹皮、香附、延胡索等通络活血，行气止痛。若反复咯血，血色黯红者加蒲黄、藕节、仙鹤草、三七、茜草根祛瘀止血；瘀滞化热，暗伤气津，舌燥者加沙参、天花粉、生地、玄参、知母等清热养阴生津；食少，乏力，气短者加党参、白术益气健脾。

**3.阴虚内热**

主症：咳嗽无痰，或痰少难咯，痰中带血丝，或少量咯血，心烦口干，胸痛气急，潮热盗汗，尿短赤，形体消瘦。舌质红少津，苔少或花剥，脉细数。

治法：滋阴清热，润肺生津，佐以抗癌。

处方：百合固金汤加减。百合10 g，生地10 g，熟地10 g，玄参12 g，麦冬15 g，当归5 g，白芍10 g，川贝10 g，杏仁10 g，桑白皮20 g，瓜蒌20 g，黄芩15 g，半枝莲、白花蛇舌草各30 g。

阐述：方中用生地、百合、玄参、麦冬养阴清热；黄芩、半枝莲、白花蛇舌草、川贝清热解毒散结。若见咯血不止,可选加白茅根、仙鹤草、茜草根、参三七凉血止血;大便干结加瓜蒌、桃仁润燥通便;低热盗汗加地骨皮、白薇、五味子育阴清热敛汗。

**4.气阴两虚**

主症:咳嗽气短,动则喘促,咳声低微,痰中带血,午后潮热,自汗盗汗,神疲乏力,口干少饮,面色淡白。舌质淡红或偏红,苔薄,脉沉细或细数。

治法:益气养阴,化痰散结。

处方:沙参麦门冬汤加减。北沙参 30 g,麦冬 15 g,五味子 10 g,黄芪 20 g,川贝 10 g,夏枯草 30 g,山慈菇 15 g,蛇莓 15 g,全瓜蒌 15 g,山药 15 g,半枝莲 15 g,鱼腥草 15 g,白花蛇舌草 30 g。

阐述:北沙参、麦冬、五味子等养阴增液;夏枯草、川贝、瓜蒌化痰散结;加用鱼腥草、山慈菇、蛇莓、白花蛇舌草、半枝莲有解毒化痰抗癌的作用。

**5.肺肾气虚**

主症:咳嗽声低,气短不足,痰多而黏,语言低微,纳少脘闷,胸闷纳少,腹胀便溏,肢体浮肿,面色㿠白,动则气促,大便不实,形体消瘦,倦怠无力。舌胖,舌边有齿印,舌质淡,苔薄白腻,脉细数。

治法:温补脾肾,化痰散结。

处方:金匮肾气丸加减。五味子 30 g,麦冬 15 g,冬虫草 10 g,山萸肉 12 g,生黄芪 30 g,女贞子 10 g,生苡仁 30 g,山药 30 g,杏仁 10 g,川贝 10 g,熟地15 g,山萸肉 15 g,茯苓 10 g。

阐述:此证见于肺癌晚期,久病正气殆尽,肺不能主气,肾不能纳气,并见气虚脾弱之证,痰滞不化,气散无根之象,危殆随时发生。治则补肺肾之气,方用金匮肾气丸加减。上补肺气,下补肾气五味子平补肺肾;杏仁、川贝化痰止咳,以利气道。气喘动则更甚,宜加人参、蛤蚧,或用参蛤散,以纳气归肾。若阳虚水逆,上凌心肺,加葶苈子、水红花子、细辛、炙麻黄宣阳利水。病至此期,生命难以长久。

**(三)特色经验探要**

**1.关于肺癌胸腔积液的中医治疗**

肺癌出现胸腔积液是癌瘤侵犯胸膜而出现的并发症。患者往往出现胸闷气短、息促等症状。若患者正气尚可,一般情况好,可选用十枣汤、控涎丹攻逐水饮,但多从小剂量开始,如大便泻下如水即暂停用药。然后视胸腔积液之进退,间隔投药。若患者正虚邪实,喘憋较重,心下痞坚,面色黧黑烦渴,此阳为阴结,饮欲化热,治宜行水散结,补虚清热,可用木防己汤加减。如肾阳衰微,出现喘促,动则更甚,形寒神疲,脉沉细,此属肾虚不能纳气,水饮未尽之证。治疗宜温肾纳气,以化水饮,可用真武汤加减。胸腔积液一症,其本属脾肾两虚,不能运化水湿,其标为水饮内停,肺气不得肃降。张仲景称为悬饮。总属于阳虚阴盛,本虚标实之证。因此胸腔积液采用健脾温肾为其正治,行水、攻逐皆权宜之法,胸腔积液消除当以扶正固本为要,目前胸腔积液治疗大多数是在益气健脾的基础上加用葶苈子、抽葫芦、水红花子、石韦、半枝莲等药物,很少用纯攻之品。

2.关于肺癌咳嗽的中医治疗

肺癌大多数有咳嗽症状,中医通过清热化痰,宣肺止嗽能减轻患者症状,常用黄芩、银花、连翘、杏仁、前胡、桔梗、百部、百合、枇杷叶、僵蚕、薄荷等药物,能很好地缓解咳嗽症状。痰多加鱼腥草、白芥子、莱菔子。黄痰加锦灯笼、蒲公英、冬瓜仁。

## 六、西医治疗

### (一)手术治疗

对0、Ⅰ、Ⅱ和Ⅲ期的肺癌病例,凡无手术禁忌证者,皆可采用肺癌手术治疗。肺癌手术切除的原则为:根治性手术要求彻底切除原发灶和胸腔内有可能转移的淋巴结,且尽可能保留正常的肺组织,全肺切除术宜慎重。对于不能行根治手术者只能行姑息性切除术。

### (二)放疗

放疗是肺癌的重要治疗手段之一,放疗对小细胞癌最佳,鳞状细胞癌次之,腺癌最差。但小细胞癌容易发生转移,故多采用大面积不规则野照射,照射区应包括原发灶、纵隔双侧锁骨上区,甚至肝脑等部位,同时要辅以药物治疗。鳞状细胞癌对射线有中等度的敏感性,病变以局部侵犯为主,转移相对较慢,故多用根治治疗。放疗的适应证,根据治疗的目的分为根治治疗、姑息治疗、术前放疗、术后放疗及腔内放疗等。

伽马刀治疗是放疗的一种特殊方式,为肺癌特别是早期肺癌提供了一种新的有效的治疗手段。

### (三)化疗

当前,肺癌的化疗药物主要有紫杉类(包括紫杉醇、多西他赛、多柔比星脂质体、白蛋白结合型紫杉醇及聚谷氨酸紫杉醇等)、吉西他滨、长春瑞滨、培美曲塞、依托泊苷、伊立替康、托泊替康及铂类等。这些药物的给药方式、疗效及毒副作用等与早期化疗药物相比有了很大进步。按照抗肿瘤药物的药理作用分类，可将抗肿瘤药物分为破坏DNA化学结构的药物、干扰核酸生物合成的药物、干扰蛋白质生物合成的药物等类型。

1.非小细胞肺癌常用一线化疗方案

非小细胞肺癌常用一线化疗方案见表5-2。

### 表 5-2 非小细胞肺癌常用一线化疗方案

| 常用方案 | 用法 |
| --- | --- |
| PP 方案（首选） | 每3周为1个周期，4～6个周期 |
| 培美曲塞 | $500 \text{ mg/m}^2$，第1天 |
| 顺铂 | $75 \text{ mg/m}^2$，第1天 |
| CE 方案 | 每3周为1个周期，4～6个周期 |
| 卡铂 | AUC 6～7，第1天 |
| 依托泊苷 | $100 \text{ mg/m}^2$，第1～5天 |
| NP 方案 | 每3周为1个周期，4～6个周期 |
| 长春瑞滨 | $25 \text{ mg/m}^2$，3周1次 |
| 顺铂 | $75 \text{ mg/m}^2$，第1天 |
| PC 方案 | 每3周为1个周期，4～6个周期 |
| 紫杉醇 | $135～175 \text{ mg/m}^2$，第1天 |
| 卡铂 | AUG 6～7，第2天 |
| DP 方案 | 每3周为1个周期，4～6个周期 |
| 多西他赛 | $75 \text{ mg/m}^2$，第1天 |
| 顺铂 | $75 \text{ mg/m}^2$，第1天 |
| DN 方案 | 每25天为1个周期，4～6个周期 |
| 多西他赛 | $75 \text{ mg/m}^2$，第1天 |
| 长春瑞滨 | $25 \text{ mg/m}^2$，第1天，第8天 |
| GP 方案 | 每3周为1个周期，4～6个周期 |
| 吉西他滨 | $1\,000～1\,200 \text{ mg/m}^2$，第1天，第8天 |
| 顺铂 | $75 \text{ mg/m}^2$，静脉用药，第1天 |
| GN 方案 | 每3周为1个周期，4～6个周期 |
| 吉西他滨 | $1\,000～1\,200 \text{ mg/m}^2$，静脉用药，第1天，第8天 |
| 长春瑞滨 | $25 \text{ mg/m}^2$，静脉用药，第1天，第8天 |

化疗是晚期非小细胞肺腺癌（NSCLC）最为常用的治疗方式和肿瘤内科主

要治疗方法之一。按照美国国立综合癌症网络(NCCN)指南和中国原发性肺癌诊疗规范(2015年版),一线化疗的适应证主要是针对晚期 NSCLC 患者。三代含铂两药方案是晚期 NSCLC 一线化疗的标准方案。在 20 世纪 90 年代早期,三代细胞毒药物用于 NSCLC 的治疗,在缓解率和耐受性方面均显示出较好的效果;无论是单药方案还是多药联合方案均不是晚期 NSCLC 患者一线化疗的合适选择,含铂两药方案才是晚期 NSCLC 患者的标准方案;对无法耐受铂类不良反应的患者可采用三代药物联合方案,其中吉西他滨联合多西他赛在不良反应方面有优势,可作为一线含铂方案的替代治疗。值得注意的是,该方案间质性肺病的发生率可达 5%。

一线化疗一般给予 4～6 周期。尽管 NSCLC 患者的疗效与化疗周期数相关,即周期数越多临床累计效果越好,但多数患者由于严重的不良反应而无法接受多于 6 周期的化疗。

在 NSCLC 一线化疗中,个体化化疗概念的提出是基于 PS 评分。化疗方案最具异质性的是 PS=2 的晚期 NSCLC 患者。目前,对这类患者,各大指南均推荐首选单药化疗,当然,含铂两药方案也可酌情选用。

已有研究已经充分证明,对于鳞癌,吉西他滨/顺铂的疗效比培美曲塞/顺铂更具优势;对于非鳞 NSCLC,培美曲塞/顺铂比吉西他滨/顺铂的疗效更好。

2.小细胞肺癌常用一线化疗方案

小细胞肺癌常用一线化疗方案见表 5-3。

表 5-3　小细胞肺癌常用一线化疗方案

| 常用方案 | 用法 |
| --- | --- |
| 局限期小细胞肺癌化疗方案 | |
| EP 方案 1 | |
| 顺铂 | 60 mg/m$^2$,第 1 天 |
| 依托泊苷 | 120 mg/m$^2$,第 1～3 天 |
| EP 方案 2 | |
| 顺铂 | 80 mg/m$^2$,第 1 天 |
| 依托泊苷 | 100 mg/m$^2$,第 1～3 天 |
| EC 方案 | |
| 卡铂 | AUC 5～6,第 1 天 |
| 依托泊苷 | 100 mg/m$^2$,第 1～3 天 |
| 广泛期小细胞肺癌化疗方案 | |

| 常用方案 | 用法 |
| --- | --- |
| EP 方案 1 | |
| 顺铂 | 75 mg/m², 第 1 天 |
| 依托泊苷 | 100 mg/m², 第 1～3 天 |
| EP 方案 2 | |
| 顺铂 | 80 mg/m², 第 1 天 |
| 依托泊苷 | 80 mg/m², 第 1～3 天 |
| EP 方案 3 | |
| 顺铂 | 25 mg/m², 第 1～3 天 |
| 依托泊苷 | 100 mg/m², 第 1～3 天 |
| EC 方案 | |
| 卡铂 | AUC 5～6, 第 1 天 |
| 依托泊苷 | 100 mg/m², 第 1～3 天 |
| IP 方案 1 | |
| 顺铂 | 60 mg/m², 第 1 天 |
| 伊立替康 | 60 mg/m², 第 1 天, 第 8 天, 第 15 天 |
| IP 方案 2 | |
| 顺铂 | 30 mg/m², 第 1 天 |
| 伊立替康 | 65 mg/m², 第 1 天, 第 8 天 |
| IC 方案 | |
| 卡铂 | AUC＝5, 第 1 天 |
| 伊立替康 | 50 mg/m², 第 1 天, 第 8 天, 第 15 天 |

全身化疗作为小细胞肺癌(SCLC)的主要治疗手段,其在 SCLC 治疗中的地位是其他治疗手段所无法替代的。EP/EC 方案是 SCLC 经典的一线化疗方案,但由于顺铂的毒副作用以及治疗诱导性耐药等缺点限制了其长期广泛的应用。所以,人们一直在试图寻找低毒高效的药物来替代 EP/EC 方案。虽然拓扑替康、氨柔比星、紫杉醇等药物在 SCLC 的化疗中取得了一定疗效,但这些药物的疗效始终没有超越 EP/EC 方案。洛铂联合依托泊苷疗效上不劣于顺铂联合依托泊苷,且毒副作用明显少于顺铂,故洛铂联合依托泊苷有可能成为 ES-SCLC 新的一线标准方案,但由于研究资料几乎全部来自中国,缺少国际性、多中心临床试验资料,故该方案目前仍难以被国际肿瘤研究组织所采信。目前,伊立替康联合顺铂仍是 EP/EC 方案以外唯一被推荐用于一线治疗 SCLC 的化疗方案。

关于二线化疗药物,尽管 NCCN 指南根据复发时间不同推荐紫杉醇、多西他赛、拓扑替康、伊立替康、替莫唑胺等多种药物的单药化疗,但拓扑替康仍然是唯一被 FDA 批准的治疗复发性 SCLC 的标准化疗方案。虽然多项临床研究显示氨柔比星在复发性 SCLC 化疗中优于拓扑替康,但因数据大多来源于日本,故目前氨柔比星仍不能取代拓扑替康。EPI 方案疗效肯定,但其毒性反应大,对于体质较好的患者有望成为复发性 SCLC 的标准二线治疗方案,NCCN 指南中仍然推荐 CAV 方案为唯一的联合化疗二线方案。总之,SCLC 化疗的发展可谓一路坎坷,鲜有药物能突破传统的化疗方案;明确每一种方案的获益人群和研发新的化疗药物可能是今后的研究方向。

**(四)肺癌的其他治疗**

**1.肺癌的靶向治疗**

临床研究已经证实,以厄洛替尼为代表的肺癌靶向治疗具有肯定的疗效。它不仅仅为准备接受再次化疗的患者提供了一个替代的治疗方案,也为那些一般情况差、不能接受二、三线化疗的患者提供了治疗的希望。现在临床上证实不吸烟的女性肺腺癌疗效好,有效率 90%。但是吉非替尼(易瑞沙)和厄洛替尼(特罗凯)并不适合所有人,只有在 *EGFR* 发生突变的时候才有效,而这个突变率又很低,才 30% 都不到,而这个药又很贵,所以作一个 *EGFR* 基因检测是很有必要的。

**2.氩氦刀**

微创治疗系统,可以快速消融大部分肿瘤,减轻肿瘤负荷。

**3.生物细胞免疫治疗**

PD-1 是 T 细胞表面的分子量为 $50 \times 10^3 \sim 55 \times 10^3$ 的免疫球蛋白超家族 I 型跨膜糖蛋白,属于另一个重要的抑制性受体,与 CD28 和 CTLA-4 具有同源性,可干扰 T 细胞抗原受体信号,可诱导性地表达于活化的 CD4、CD8 细胞、B 细胞、NK 细胞、巨噬细胞、树突细胞(DC)及单核细胞,但在静息的淋巴细胞表面无表达;动物模型证明,缺乏 PD-1 的小鼠能够抑制肿瘤细胞生长;当 TILs 的抗肿瘤应答受损时,这种细胞上的 PD-1 表达往往上调;体外阻断 PD-1 时,抗原特异性细胞毒性 T 细胞数量增加,Th1 和 Th2 细胞因子水平升高。

PD-L1(B7-H1、CD274)和 PD-L2(B7-DC、CD273)位于活化的 DC 表面、T 细胞及 B 细胞(细胞膜及细胞质)。PD-L1 和 PD-L2 也是 I 型跨膜糖蛋白,氨基酸序列有 40% 的同源性。多数研究显示,PD-L1 表达与巨噬细胞、DC 的数量及炎性浸润有关,但也有研究发现 PD-L1 表达与 TILs 数量呈负相关;PD-L1

表达可能与 *EGFR*、*K-RAS* 突变及 *ALK* 基因重排无关;PD-L1 在多种肿瘤中呈高表达,尤其是在肿瘤组织中的 TILs 上高表达;肿瘤部位的微环境也可诱导肿瘤细胞上 PD-L1 的表达。这可能与肿瘤诱导 T 细胞无能及免疫逃逸有关。PD-L1 在 NSCLC 中的表达率为 20%～65%,在 SCLC 中为 70% 以上(尤其与 LS-SCLC 相关)。在晚期 NSCLC 及 SCLC 中,PD-L1 表达与患者生存之间的关系莫衷一是,其原因可能在于检测 PD-L1 的方法、标本(小活检标本和手术切除的标本,后者含丰富的肿瘤细胞)、所用抗体不统一、判读结果的临界值不一致等有关。

PD-L1/PD-1 是继 CTLA-4/B7 之后发现的又一条负向调节 T 细胞活化的协同刺激通路。PD-L1 与 PD-1 结合可招募并激活 Src 同源区域包括磷酸酶1和磷酸酶2,使多个 TCR 信号通路成员去磷酸化,从而抑制 T 细胞增殖、分化和细胞因子 IL-2、IL-4、IFN-$\alpha$、IFN-$\beta$、IFN-$\gamma$ 及 IL-10 等的分泌,使肿瘤细胞逃避机体的免疫监控和杀伤,促进 $CD^+$ T 细胞向 $Foxp3^+$ Treg 细胞分化和 Treg 细胞增殖。PD-L2 与 PD-1 结合亦可抑制 T 细胞的活化、增殖和细胞因子的产生;PD-L2 仅表达于巨噬细胞和 DC,提示 PD-L2 调节外周 T 细胞活性的能力较 PD-L1 弱。理论上,同时阻断 PD-L1 和 PD-L2 治疗效果可能会更好,但会增加毒副作用(如自身免疫病等)。$CD8^+$ T 细胞可能对 PD-L1/PD-1 的调节更敏感,因为其本身很少产生 IL-2。

上述机制的发现使人们设想通过阻断 PD-1 和 PD-L 的结合而挽救耗竭的 T 细胞,识别肿瘤抗原(主要是 TAA)、启动机体免疫应答进而恢复其抗肿瘤活性,同时,保留 PD-1/PD-L2 信号通路以维持机体外周免疫稳态。于是,以 PD-1 和 PD-L1 为靶点的免疫检查点抑制剂便应运而生。BMS-936558 及 pembrolizumab 是针对 PD-1 的完全人源化 IgG4 单抗,pidilizumab(CT-011)是一种靶向于 PD-1 的人源化 IgG1k 重组单克隆抗体,这些单抗与 T 细胞上的 PD-1 具有高度亲和力,能选择性阻断 PD-1 与 PD-L1/2 的相互作用。人源化 IgG1 单抗 atezolizumab、BMS-936559(IgG4)、MEDI-4736(IgG1)及 MSB0010718C 是针对 PD-L1 的单抗,和 PD-L1 具有高度亲和力,能阻断 PD-1 与 PD-L1 的相互作用;与 PD-1 单抗不同,PD-L1 单抗不干扰 PD-L2 与 PD-1 结合,亦不会与 PD-L2 结合,故更加安全。

基础研究发现,固有的抗体依赖性细胞毒作用(antibody-dependent cellular cytotoxicity,ADCC)可以使激活的 T 细胞和肿瘤浸润淋巴细胞(tumor-infiltrating lymphocytes,TILs)耗竭,降低表达在 T 效应细胞和其他免疫细胞上的 PD-1 的活性。上述 IgG4 同种型抗体是一种基因工程修饰的单抗,消除了 ADCC 效应。迄今,大多数治疗肿瘤的单克隆抗体由于含有 IgG1 亚型,往往会出现严重的 ADCC 效应。提示 IgG4 同种型抗体的治疗效果可能会更好,不良反应更少。

### 七、中西医优化选择

肺癌是当今严重威胁人类健康和生命的主要恶性肿瘤之一,5 年生存率不足 15%。手术治疗肺癌疗效是肯定的,能手术的患者尽量手术。一旦确诊,多数患者已失去手术机会,有的细胞类型对放疗不敏感,全身化疗局部又难以达到有效浓度,综合疗法已成为当今治疗肺癌的主流。特别是Ⅲ、Ⅳ期的非小细胞肺癌中医中药的治疗生存期和生存质量超过单纯化疗,具体治疗原则如下:非小细胞肺癌,局灶性病变,先化疗再放疗。效果好的病变选择手术切除病灶,再加上中医中药治疗。对于广泛期的非小细胞癌先化疗,对效果好的再行放疗,放、化疗期间运用中医中药治疗,在化疗期间中医以益气健脾为主。放疗须用益气养阴治法为主。放、化疗后长期用扶正祛邪中药调理。非小细胞肺癌Ⅰ、Ⅱ、Ⅲ期能手术应该首选手术,对于失去手术机会通过化疗肿瘤缩小能进行手术的也应该手术。对于肿瘤病灶不大,但是生长的部位不能手术,应该用伽马刀治疗。病灶较小的病灶也可以选用伽马刀治疗。术后适当化疗,加中医中药治疗,术后的中药治疗主要恢复胃肠功能,恢复气血。化疗时中药采用益气健脾,滋补肝肾治疗法则。Ⅲ、Ⅳ期的患者以中药治疗为主,以辨证施治的原则,化痰散结,活血化瘀,清热解毒,益气养阴,做到保护机体的同时抑制肿瘤,可配合化疗,鳞癌可行放疗。肿瘤缩小能手术可行手术切除。年龄较大只能单纯中药治疗。

# 第四节 胃　　癌

胃癌是发生在胃部的恶性肿瘤。是一种严重威胁健康的疾病。我国的胃癌发病率以西北最高,东北及内蒙古次之,华东及沿海又次之,中南及西南最低。胃癌可发生于任何年龄,但以 40～60 岁多见,男多于女,约为 2∶1。胃癌的病理类型主要是腺癌,其他类型的胃癌有鳞状细胞癌、腺鳞癌、类癌、小细胞癌等,后几种类型较少见。早期胃癌多无症状或仅有轻微症状。当临床症状明显时,病变已属晚期。因此,要十分警惕胃癌的早期症状,做到早发现、早诊断、早治疗。

胃癌由于生长部位及病程长短不一,临床上可出现相应的不同症状和体征;早期症状往往不明显或仅有轻度胃脘不适,进展期如生长在胃体部的肿瘤可出现胃脘疼痛、进食减少、消瘦等症。生长在贲门的肿瘤可出现进食发噎,饮食难下。生长在幽门区的肿瘤可出现幽门梗阻症状:朝食暮吐、暮食朝吐。胃癌晚期肿瘤增大,上腹部可能触及肿块。

胃癌分属于中医的"胃脘痛""反胃""噎膈""心下痞""伏梁""癥积"等范围。

## 一、病因、病理

胃癌的病因较为复杂,中医认为是饮食不洁、忧思伤脾,饮食不化精微而生浊痰,气滞痰凝则血行阻滞,形成瘀血。浊痰、瘀血互阻互结,加之内外之因侵袭,血分蕴毒,与痰瘀互结,痰火毒瘀不散,人体正虚之际壅积结聚而成肿瘤。肿瘤一旦形成,病邪随血流、经络播散,可侵害全身多个组织器官,进一步耗伤正气,邪愈盛,正愈耗,终至气血阴津匮乏,病邪难以遏制,毒瘀蕴结愈盛,以致危及生命。

## 二、诊断

胃癌早期诊断比较困难,其主要原因是患者在早期多无明显的异常感觉,如果患者能在最初有轻微症状时就引起重视并进行进一步检查和治疗,则基本上可达到满意效果。

### (一)临床表现

1.早期表现

临床上常被忽视,有的在普查中发现早期胃癌可无任何症状和体征,早期胃癌主要症状为上腹胀痛,有少量出血,多数为大便潜血阳性,内科治疗不易转阴,或即使转阴,以后又呈阳性反应。

2.中期表现

较为明显,上腹部疼痛,腹胀,时有呕吐,大便潜血持续阳性。

3.晚期表现

病情严重时表现为上腹部疼痛,顽固持续,不易为制酸剂所缓解,并出现顽固的恶心呕吐和脱水征,乏力,贫血,恶病质等症状。如果出现肝、卵巢、腹腔转移,可产生相应的临床表现。

### (二)实验室检查

半数以上大便潜血持续阳性,大便潜血检查对胃癌诊断有一定的帮助。血常规检查,胃癌发展期可产生贫血,多为低血色素性,不明原因贫血伴胃脘不适者应想到胃癌的可能。胃液分析,多数患者胃酸低下或缺乏,用五肽胃泌素刺激仍无胃酸分泌,考虑胃癌可能。胃液检查也可检测是否存在出血。

### (三)X 线钡餐造影

X 线上消化道钡餐造影有较高的诊断价值,特别是气钡双重造影,可清楚显示胃轮廓、蠕动情况、黏膜形态、排空时间、有无充盈缺损龛影等,检查准确率近 80%。

### (四)纤维内镜检查

纤维内镜检查是诊断胃癌最直接准确有效的诊断方法,可以直接观察病灶大小、部位、形态、范围,可取活组织进行病理诊断。

### (五)组织细胞检查

组织细胞检查是胃癌确诊的最主要方法,除胃镜活检以外,还有胃脱落细胞检查,晚期胃癌出现锁骨上淋巴结肿大,可行淋巴结活检。如有腹膜转移及卵巢转移出现腹水,可抽腹水找癌细胞以明确诊断。

### (六)早期胃癌诊断要点

用纤维胃镜可直接观察胃内形态变化,并能取病变组织行活检,是诊断早期胃癌的首选方法。胃镜检查加病变组织活检能使早期胃癌的诊断率达 90% 以上。提高早期胃癌检出率的关键在于提高临床检查技能及医患双方对胃癌的警觉性。对 40 岁以上出现不明原因上腹部症状者,可常规行内镜检查,对慢性胃病患者应定期复查胃镜。胃镜下活检病理报告为中重度不典型增生的患者,应重复多次胃镜及活检,以免延误诊断。积极开展普查是发现早期胃癌的关键。

### 三、鉴别诊断

(1)胃癌与胃部其他疾病相鉴别,如萎缩性胃炎、胃溃疡、胃息肉、胃部其他良恶性肿瘤、平滑肌瘤及平滑肌肉瘤、胃的恶性淋巴瘤等相鉴别。

(2)胃癌肝转移应与原发性肝癌相鉴别,肝脏出现多发性转移应与肝囊肿相鉴别,与其他部位肿瘤肝转移相鉴别。

(3)胃癌出现卵巢转移和腹膜转移出现腹水要与卵巢癌相鉴别。

(4)胃癌腹膜转移出现癌性腹膜炎与感染性腹膜炎相鉴别。

### 四、并发症

#### (一)出血

消化道出血表现为呕血和/或黑粪,偶为首发症状。约 5% 患者可发生大出血,表现为呕血和/或黑便,偶为首发症状。可出现头晕、心悸、柏油样大便、呕吐咖啡色物。

#### (二)梗阻

梗阻决定于胃癌的部位。邻近幽门的肿瘤易致幽门梗阻。可出现呕吐,上腹部见扩张之胃型、闻及震水声。

#### (三)胃穿孔

胃穿孔比良性溃疡少见,可见于溃疡型胃癌,多发生于幽门前区的溃疡型胃癌,穿孔无粘连覆盖时,可引起腹膜炎,出现腹肌板样僵硬、腹部压痛等腹膜刺激征。

#### (四)继发性贫血

由于胃癌细胞可分泌一种贫血因子。部分患者虽然没有出血,但表现为贫血貌。

### 五、中医治疗

#### (一)中医证治枢要

胃癌的基本病机是正气虚损,邪气内实。正气虚是指脾胃虚弱,故扶正治疗的重点是健脾和胃。邪气实主要是指痰瘀内结和毒热蕴结,故祛痰化瘀,清热解毒亦是本病的重要治疗法则,常需要相互兼顾。

本病初期正虚而邪不盛,仅显示脾胃功能不足,治疗当以祛邪为主,适当扶助脾气。晚期则正不胜邪,邪毒内窜,病变可累及肺、肾、肝等诸脏器。而邪毒久羁又使机体阴阳气血进一步亏损,呈现出一派正虚邪实之象,临床上常用扶正为主兼以祛邪的治疗法则。在灵活运用温补脾肾、大补气血的基础上适当给予解毒散结、活血化瘀之品,力求恢复正气,稳中求效。

#### (二)辨证施治

1.痰湿凝结

主症:胃脘闷胀,或隐隐作痛,呕吐痰涎,面黄虚胖,腹胀便溏,纳呆食少。舌淡,苔白腻、脉细濡或滑。

治法：燥湿化痰，健脾和胃。

处方：宽中消积汤（自拟方）。柴胡 10 g，香附 10 g，枳壳 10 g，法半夏 10 g，陈皮 10 g，党参 15 g，白术 10 g，砂仁 3 g，瓜蒌 15 g，白屈菜 15 g，茯苓 10 g，老刀豆 30 g，八月札 15 g，藤梨根 15 g。

阐述：此证多见于生长在贲门胃底等部位的早期患者，由于脾胃虚弱，而致痰湿凝滞，阻碍气机。方中党参、白术、茯苓益气健脾；陈皮、半夏、柴胡、香附、枳壳等理气化痰散结；白屈菜、八月札缓急止痛，行气散结；老刀豆具有扩张食管贲门的作用。若呕吐较重可加旋覆花、代赭石以降逆止呕；胃脘疼痛较重者加杭芍、元胡以缓急止痛。若脾胃功能尚可，方中可辨证加 2～3 味抗癌的中草药。

2.气滞血瘀

主症：胃脘部刺痛或拒按，痛有定处，或可扪及肿块，腹胀满不欲食，呕吐宿食或如赤豆汁，或见柏油样大便。舌紫黯或有瘀斑、瘀点，脉涩细。

治法：行气活血，化瘀止痛。

处方：膈下逐瘀汤加减。生蒲黄 10 g，五灵脂 10 g，三棱 10 g，莪术 10 g，桃仁 10 g，红花 10 g，白花蛇舌草 30 g，半枝莲 30 g，元胡 15 g，大黄 10 g，沙参 30 g，玉竹 10 g，赤茯苓 15 g，龙葵 15 g，黄精 10 g。

阐述：此证表现血瘀毒热并存，多属于胃癌进展期，正气盛而邪气实，治疗以祛邪为主。方中半枝莲、白花蛇舌草、龙葵有清热解毒作用，又是用于胃癌的常用抗肿瘤药物，选用于本证最为合适。桃仁、红花、三棱、莪术化瘀以止痛，其中三棱、莪术具有一定的抗肿瘤作用。本证病情进展迅速而多变，临床上应注意。由于肿瘤侵及大血管可引起大出血，出现休克，危及生命，此时应及时采取中西医措施给予止血，停用活血化瘀药物。

3.脾胃虚寒

主症：面色㿠白，神倦无力，胃脘部隐痛，喜温喜按，呕吐清水，或朝食暮吐，暮食朝吐，四肢欠温，浮肿便溏。舌淡胖，有齿印，苔白润，脉沉缓或细弱。

治法：温中散寒，健脾和胃。

处方：附子理中汤加减。党参 15 g，白术 10 g，茯苓 10 g，良姜 10 g，陈皮 10 g，附片 10 g，半夏 10 g，荜茇 10 g，紫蔻 10 g，娑罗子 15 g。

阐述：本证主要特征为脾胃虚寒，运化迟缓。多见于肿瘤晚期或久有脾胃虚寒者。以温中散寒，健脾温胃为主法。方中党参、白术、茯苓、陈皮、半夏健脾和胃；良姜、附片、紫蔻温中散寒。其中荜茇，具有温中同时又有抗肿瘤作用，用于此证最宜。其他用于抗肿瘤药物，一般性味偏凉，于此证应少用或不用，以免加重患者症状。

**4.胃热伤阴**

主症:胃脘灼热,时有隐痛,口干欲饮,喜冷饮,或胃脘嘈杂,饥不欲食,食欲缺乏,五心烦热,大便干燥。舌质红或绛,或舌见裂纹,舌苔少或花剥,脉细数。

治法:养阴清热解毒。

处方:养胃汤加减。沙参30 g,玉竹15 g,黄精10 g,白术10 g,白芍10 g,茯苓10 g,姜半夏10 g,生地15 g,玄参15 g,陈皮10 g,神曲15 g,麦冬15 g,藤梨根15 g,肿节风15 g。

阐述:本证为胃热伤阴,方中沙参、玉竹、黄精以养胃阴,白术、茯苓、陈皮、半夏和胃醒脾,生地、麦冬、玄参可增液润便,藤梨根、肿节风清热解毒,并有抗癌的作用,陈皮、神曲和胃助消化。

**5.气血双亏**

主症:神疲乏力,面色无华,唇甲色淡,自汗盗汗,或见低热,纳呆食少,胃脘疼痛或有肿块,食后胃胀,形体消瘦。舌淡白,苔薄白,脉细弱无力。

治法:益气补血,健脾和胃。

处方:八珍汤加减。潞党参15 g,生黄芪30 g,生白术15 g,生薏米15 g,仙鹤草30 g,白英15 g,白花蛇舌草30 g,七叶一枝花15 g,石见穿15 g,陈皮10 g,姜半夏9 g,内金10 g。

阐述:此证特征为正虚邪实,虚多实多,体弱难以攻邪,攻邪又虑伤正。治疗时应注意侧重于用扶正之品。方中党参、黄芪、薏米、白术益气健脾,如患者出现元气大伤之象,可重用黄芪30～60 g,并以人参易党参;白花蛇舌草、七叶一枝花、石见穿、白英、仙鹤草均具有抗癌散结的作用。此类药物不宜多用重用,否则肿瘤未消,而正气徒伤,反而可促使肿瘤进一步恶化,以重补缓攻,缓缓图治为要。

**(三)特色经验探要**

**1.胃癌各阶段的中医治疗原则**

脾气虚弱是胃癌的特点,在胃癌的早期即可出现,并贯穿于各个阶段,故属于胃癌患者共有的临床特征。因此,益气健脾法是中医治疗胃癌最常用的治法。常用方剂有四君子汤、参苓白术散、补中益气汤等。此类药物多为甘缓之品,柔而不烈,可大剂量使用。一般来说,胃癌初期治以辛开苦降,寒温并用;中期治以补虚降逆,消痰涤饮;晚期治以补虚升提为主。

**2.关于胃癌化疗期间中医药的配合治疗**

胃癌患者在化疗期间,由于化疗药物在杀伤癌细胞的同时,也往往损伤患者机体的正常细胞和组织,特别是机体增殖活跃的细胞,如消化道黏膜细胞、骨髓造血细胞等。化疗还可导致脏腑气血津液受损,这不仅影响化疗药物作用的发挥,而且使部分患者不得不中断治疗,有时由于患者对化疗药物不敏感,正气严重受损,反而促使病情恶化,因此,在化疗的同时需要密切配合中药治疗。中医根据辨证施治能很好地缓解化疗的毒副作用,保护患者的胃肠功能、骨髓造血功能和免疫功能,使机体免受过大损伤,从而使化疗得以顺利进行,并提高化疗的治疗效果。这种化疗与中药的有机结合,实际上是扶正与祛邪的有机结合,应该积极提倡。胃癌化疗中常常采用益气健脾、滋补肝肾等治疗法则。

**3.关于抗癌中草药的选择**

常用于胃癌的中草药有数十种之多,每一种中药又具有不同的性味和功效,因此,在选用抗癌中草药时要根据药物的性味辨证选择药物,做到辨病与辨证相结合,方臻完善。如果热证可选用藤梨根、肿节风、半枝莲、白花蛇舌草、白英、蛇莓等;寒证可选用乌头、菝葜、蛇六谷、喜树果等;虚证可选用黄芪、党参、陈皮、枳实、半夏、砂仁、内金、焦三仙等药物。

**4.关于胃癌术后化疗后的中药维持性治疗**

胃癌术后的药物治疗包括化疗、免疫治疗和中药治疗,目的是为了提高远期治疗效果,提高5～10年的生存率,防止肿瘤的复发和转移。化疗药物由于其毒性不能长期使用,免疫治疗又具有一定的局限性,因而中医中药在维持阶段显得尤为重要。常用的原则是扶正与祛邪相结合,益气健脾与解毒抗癌相结合,基本方:生黄芪30 g、太子参30 g、白术10 g、茯苓10 g、陈皮10 g、姜半夏10 g、鸡内金15 g、焦三仙30 g、半枝莲30 g、白花蛇舌草30 g、肿节风15 g、草河车15 g。维持性的中药治疗,对于维持机体内环境的稳定、提高患者的生存期有重要意义。

## 六、西医治疗

### (一)手术治疗

手术是目前治疗胃癌的主要方法,其中包括以下几种。

**1.胃癌根治术**

胃癌根治术指除了切除肿瘤病灶,还要清扫淋巴结。

**2.姑息性手术**

患者病期较晚,已无法清扫淋巴结,只能单纯切除肿瘤病灶。

### 3.短路术

胃癌晚期,肿瘤巨大或出现转移,并有梗阻时所采取的一种手术方式,如幽门梗阻出现呕吐无法进食,病程很晚又不能切除病灶,也不能清扫淋巴结,只能行胃空肠吻合术,此种手术可以缓解患者症状,使消化道重新开通,暂时解决患者进食问题和改善患者营养状况,有利于争取下一步治疗机会。

### (二)化疗

胃癌对化疗药物有一定的敏感性,近年来新的抗癌药物不断涌现,使得不少新的联合化疗方案在临床应用。单一化疗药物疗效低,临床上多采用联合化疗。胃癌化疗广泛运用于术后的辅助性治疗,术后复发转移及晚期不能切除病灶的病例的姑息性治疗,也有用于术前化疗,以提高手术切除肿瘤的成功率。

胃癌常用的化疗药物:多西他赛(TAT)、氟尿嘧啶(5-FU)、顺铂(PDD)、伊立替康(CPT-11)。胃癌有不少常用化疗方案,现提供以下方案,供参考。

### 1.DF 方案

多西他赛,175 mg/m² ,静脉滴注(3 小时),第 1 天。氟尿嘧啶(5-FU),750 mg/m²,静脉滴注(24 小时连续输注),第1~5 天。每3周重复。

### 2.ECF 方案

表柔比星(Epi-ADM),50 mg/m²,静脉滴注(3 小时输注),第 1 天。卡铂(CBP),300 mg/m²,静脉滴注,第 1 天。氟尿嘧啶(5-FU),200 mg/m²,静脉滴注,第1~5 天。每 21 天重复。

### 3.PF 方案

顺铂(PDD),30 mg/m²,静脉滴注 3 小时,第 1 天。氟尿嘧啶(5-FU),500 mg/m²,静脉滴注,第 1 天。本方案顺铂可以改用卡铂或奥沙利铂,氟尿嘧啶改用希罗达口服,不良反应相对减少,适用于身体弱和年纪较大的患者。4 周后重复。

### 4.ELF

依托泊苷(VP-16),20 mg/m²,静脉滴注(50 分钟输注),第 1~3 天。四氢叶酸(CF),300 mg/m²,静脉滴注(10 分钟输注),第 1~3 天。氟尿嘧啶(5-FU),500 mg/m²,静脉滴注(10 分钟输注),第 1~3 天。每 3~4 周重复。

### 5.CP 方案

伊立替康(CPT-11),350 mg/m²,静脉滴注,第 1 天。顺铂(PDD),30 mg/m²,静脉滴注 3 小时,第 1 天。每 3 周重复。本方案为胃癌的二线治疗用药,对氟尿嘧啶耐药的胃癌患者有效。

### (三)胃癌的其他治疗

#### 1.胃癌的放疗

胃癌对放疗不敏感,胃癌的术前放疗、术中放疗可降低局部肿瘤的复发率,提高生存期。

#### 2.胃癌的免疫治疗

PD-1 是 T 细胞表面一个重要的抑制分子,为 CD28 超家族成员,其配体为 PD-L1/PD-L2,当 PD-1 与 PD-L1/L2 配接,抑制活化 T 细胞的增殖;PD-1 与 PD-L1 的配接,抑制 IL-2 的分泌,抑制 T 细胞的活化,抗 PD-1/PD-L1 单抗解除活化和增殖抑制,使肿瘤特异性 T 细胞处于活化状态,促进增殖。CTLA-4 通路主要在免疫系统活化的早期发挥作用,而 PD-1/PD-L1 通路主要在免疫系统效应期的肿瘤微环境中发挥重要作用。目前有多个抗 PD-1 药物、抗 PD-L1 药物已被批准用于恶性黑色素瘤、非小细胞肺癌、肾细胞癌、梅克尔细胞癌、膀胱癌等的治疗。

### 七、中西医优化选择

胃癌目前尚无特殊治疗办法,其自然生存期为 12.9 个月。早期胃癌,病变在胃黏膜层手术治疗效果好,5 年生存率在 90% 以上。病灶超过黏膜层,手术治疗后的 5 年生存率在 30% 以下。临床上大多数患者均属于中晚期,治疗效果差。所以胃癌必须采用综合治疗手段,其中包括中西医结合的综合治疗。各期患者,首先考虑手术,尽可能行根治性手术,不能行根治性手术的行姑息性手术,尽量切除肿瘤病灶,对于姑息性手术也不能采用的患者如果出现严重梗阻,根据情况可做短路术。胃癌患者即使做了根治性手术,术后 2 年内复发率为 50%～60%。虽然胃癌的辅助性化疗的远期疗效仍在探索中,但是目前主张病灶超过黏膜下层者,应该术后进行最少 6 个周期的维持性化疗。

具体原则:Ⅰ期,根治性手术切除,术后定期复查,一般不需化疗,应加中药维持治疗 2 年。Ⅱ、Ⅲ期,行根治性手术切除,术后应加化疗,必要时加局部放疗。在术后、化疗及放疗期间及以后采用中药治疗。Ⅳ期,以化疗和中药治疗为主,手术和放疗均为姑息性治疗手段。对于各期术后需要化疗的病例以及不能手术切除癌瘤的病例,如出现严重的肝肾功能损害、白细胞低下、体弱不能耐受化疗的病例均以中医中药治疗为主,这是中医中药治疗胃癌的优势所在。中医治疗强调整体观,能很好地调理机体的胃肠功能、骨髓造血功能和免疫功能,对于改善患者的营养状况,减轻症状,促进精神体力的恢复,预防胃癌术后的复发和转移具有重要作用。

# 第五节 膀 胱 癌

## 一、概述

膀胱癌是指发生在膀胱黏膜的恶性肿瘤,是泌尿系统最常见的恶性肿瘤,也是十大常见肿瘤之一。占我国泌尿生殖系肿瘤发病率的第一位,而在西方其发病率仅次于前列腺癌,居第 2 位。膀胱癌可发生于任何年龄,甚至儿童。其发病率随年龄增长而增加,高发年龄为 50～70 岁。男性膀胱癌发病率为女性的 3～4 倍。中医文献中未见膀胱癌之病名,但有类似膀胱肿瘤的记载。本病属于中医学"尿血""癃闭""淋病"等范畴。

## 二、中医病因、病机

膀胱癌的病因复杂,既有内在的遗传因素,又有外在的环境因素。较为明确的两大致病危险因素是吸烟和职业接触芳香胺类化学物质。吸烟是目前最为肯定的膀胱癌致病危险因素,30％～50％的膀胱癌由吸烟引起,吸烟可使膀胱癌危险率增加 2～6 倍,随着吸烟时间的延长,膀胱癌的发病率也明显增高。另一重要的致病危险因素是与一系列职业或职业接触有关。现已证实苯胺、二氨基联苯、2-萘胺、1-萘胺都是膀胱癌的致癌物,长期接触这类化学物质者患膀胱癌的概率增加。职业因素所致的膀胱癌患者约占膀胱癌患者总数的 25％。与膀胱癌相关的职业有铝制品、煤焦油、沥青、染料、橡胶、煤炭气化等产业。

中医学认为,本病与长期受毒邪侵袭而致脾肾两亏或身体素虚,脾肾不足有关。脾主运化,肾主气化,运化失司,气化不利,则水湿内停,湿邪内停日久而生热,湿热下注于膀胱,膀胱失运,邪聚膀胱结聚成块,发为本病。

## 三、西医病理

根据组织学,膀胱肿瘤可以分为上皮性肿瘤和非上皮性肿瘤。上皮性肿瘤占膀胱肿瘤的 95％以上,以尿路上皮癌为主,占 90％,其次为鳞癌和腺癌,分别占 3％～7％和 2％。其他少见的类型还有小细胞癌、类癌、恶性黑素瘤等。近

20%~30%的尿路上皮癌有区域性鳞状或腺样化生,是预后不良的指标。按照肿瘤生长方式分3类,一类是肿瘤和间质共同组成向膀胱腔内生长的乳头状瘤或乳头状癌,占70%;另一类是在上皮内浸润性生长的内翻性乳头状瘤或浸润性癌,占25%;非乳头和非浸润性者(原位癌)占5%。肿瘤侵犯膀胱壁以3种方式进行:肿瘤浸润呈一致密团块的包裹性浸润,占70%;孤立的凸出式浸润,占27%;沿肌肉内平行或垂直于黏膜表面的淋巴管浸润扩散,占3%。由于肿瘤实际侵犯膀胱壁的范围远比临床所见广泛,故肿瘤不能被充分切除而易复发,这是临床上膀胱肿瘤易复发的重要原因之一。膀胱肿瘤可发生在膀胱的任何部位,但以三角区和输尿管口附近最多,约占一半以上,其次为膀胱侧壁、后壁、顶部、前壁。非上皮来源的恶性肿瘤主要来自间叶组织,占全部膀胱肿瘤的2%以下,如横纹肌肉瘤、平滑肌肉瘤、淋巴瘤、血管肉瘤等。

膀胱癌的转移途径包括血道转移、淋巴道转移、直接扩散、种植转移等。淋巴道转移发生最早,是最常见的转移途径,最多转移至闭孔淋巴结,其次为髂外淋巴结,骶前、髂内、髂总和膀胱周围淋巴结。晚期患者常发生血行转移,常见转移脏器为肺、肝、骨、肾上腺等处。膀胱癌可侵入膀胱壁,直接侵及前列腺、尿道、子宫、阴道等处,甚至直接侵及盆壁和腹壁。种植转移常发生在术中,是术后切口和尿道残端复发的原因之一。

### 四、诊断与鉴别诊断

#### (一)临床表现

有90%以上的膀胱癌患者最初的临床表现是血尿,通常表现为无痛性、间歇性、肉眼全程血尿,有时也可为镜下血尿。血尿可能仅出现1次或持续1天至数天,可自行减轻或停止,有时患者服药后与血尿自止的巧合往往给患者"病愈"的错觉。有些患者可能在相隔若干时间后再次出现血尿。血尿的颜色由浅红色至深褐色不等,常为暗红色,有患者将其描述为洗肉水样、茶水样。出血量与血尿持续时间的长短,与肿瘤的恶性程度、大小、范围和数目并不一定成正比。有时发生肉眼血尿时,肿瘤已经很大或已属晚期;有时很小的肿瘤却出现大量血尿。有些患者是在健康体检时由B超检查时发现膀胱内有肿瘤。有10%的膀胱癌患者可首先出现膀胱刺激症状,表现为尿频、尿急、尿痛和排尿困难,而患者无明显的肉眼血尿。这多由肿瘤坏死、溃疡、膀胱内肿瘤较大或数目较多或膀胱肿瘤弥漫浸润膀胱壁,使膀胱容量减少或并发感染所引起。膀胱三角区及膀胱颈部的肿瘤可梗阻膀胱出口,而出现排尿困难的症状。

**（二）诊断要点**

除上述临床表现外、以下辅助检查亦有助于明确本病的诊断。

1.实验室检查

（1）尿常规：可发现肉眼不可见的血尿。

（2）尿液脱落细胞学检查：作为膀胱肿瘤的早期诊断方法，因无痛苦，方便，易为患者接受。但当低级别肿瘤细胞分化较好时，难与正常移行上皮细胞或炎症所引起的变异细胞鉴别。尿液脱落细胞吖啶橙染色法检查：因膀胱癌细胞生化变化早于细胞的形态变化，而吖啶橙有高度异染性，能与 DNA 分子结合。利用吖啶橙染色荧光显微镜检查，能得到鲜明的细胞图像，易于判断。

（3）尿液流式细胞术：可以在极短时间内迅速测定尿液中每个细胞内的 RNA 和 DNA，从而可以准确估计肿瘤恶性潜力。

（4）葡萄糖醛酸苷酶 B（B-GRS）：一般认为尿内 B-GRS 的升高有发生膀胱癌的趋势。

2.影像学检查

（1）B超检查：这种检查患者无痛苦。准确性与肿瘤的大小成正比。一般肿瘤超过 0.5 cm 就可被发现。对膀胱结石与肿瘤的鉴别诊断有辅助价值。

（2）CT 检查：能发现肿瘤及增大的淋巴结，准确率达 80%，且有助于膀胱肿瘤的正确分期。

（3）膀胱造影：一般用于补充膀胱镜检之不足，如肿瘤太大，可用造影以观全貌。多次曝光法可见膀胱壁僵直，不能扩大。双重对比照影法显示肿瘤则更为清晰。

（4）膀胱镜检查：这是诊断膀胱癌的主要方法，可直接看到膀胱肿瘤的部位、大小、数目、形态、浸润等。检查时应同时作肿瘤活组织检查。

（5）血卟啉衍生物的光敏诊断：对于早期诊断膀胱癌，尤其对于膀胱镜检查难以确定的肿瘤和原位癌可提高其诊断的阳性率。

3.病理及细胞学检查

膀胱癌病理诊断的标本主要来自：①膀胱镜活检。②尿液。病理学检查是膀胱癌诊断的金标准，其特异性几乎达 100%。

**（三）鉴别诊断**

膀胱癌与肾输尿管肿瘤、泌尿系统结核、前列腺增生和尿石症相鉴别。

1.肾、输尿管肿瘤

血尿特点也为全程无痛性肉眼血尿，与膀胱癌类似，可单独发生或与膀胱癌同时发生，上尿路肿瘤引起的血尿可出现条形或蚯蚓状血块，明确诊断需要B超、CT、泌尿造影等检查。

**2.泌尿系统结核**

除了血尿外，主要症状为慢性膀胱刺激症状，伴有低热、盗汗、消瘦、乏力等全身症状，通过尿找抗酸杆菌、IVP、膀胱镜检查等与膀胱癌鉴别。

**3.前列腺增生**

主要症状为进行性排尿困难及尿频，有时出现肉眼血尿，在老年人，膀胱癌可以和前列腺增生同时存在，需要通过尿脱落细胞检查、B超、CT、膀胱镜检查等鉴别。

**4.尿石症**

血尿多为镜下血尿，上尿路结石可出现肾、输尿管绞痛，膀胱结石可出现排尿中断现象，通过KUB平片、B超、膀胱镜检查等鉴别。由于膀胱结石对局部黏膜的刺激，可导致肿瘤发生。因此长期膀胱结石出现血尿时，应想到膀胱癌的可能，必要时行膀胱镜检查及活检。

## 五、治疗

### （一）中医治疗

膀胱癌位在膀胱，与脾、肾相关，虚者多为脾肾亏虚、气血两虚，实者多为心火、湿热、瘀血、痰浊。实多伴痛，虚多无痛。早期多实，晚期多虚或虚中夹实。中药治疗应标本兼顾，以健脾补肾为主，兼以清热利湿、凉血止血、化瘀解毒等。

**1.基本方治疗**

中医学认为，本病主要病机为脾肾亏虚，湿热瘀毒积聚于膀胱。总的治则为补虚泻实。早期以祛邪为主，中期以攻补兼施，晚期以扶正为主。

基本方为肾气丸加减：熟地黄15 g，山药30 g，山茱萸12 g，茯苓15 g，牡丹皮12 g，泽泻15 g，血余炭20 g，仙鹤草30 g，制附子5 g。

方中熟地黄、山药、山茱萸益气健脾补肾；附子补阳；茯苓、牡丹皮、泽泻渗利脾肾，血余炭、仙鹤草止血，上药共用，有健脾补肾、温阳止血之功。气血虚加人参、黄芪，阴虚加知母、地骨皮、女贞子；热重加大青叶、蒲公英；纳呆加谷芽、麦芽、山楂、神曲等。

**2.辨证论治**

按照中医的辨证分型特点，大体把膀胱癌分为湿热下注、瘀血阻滞、阴虚火旺、脾肾亏虚4个常见的临床证型。其辨证要点和施治方法分述如下。

(1)湿热下注型。

主症:小便短赤灼热,尿色紫红,伴尿频尿急、尿痛、或尿道灼热、排尿不畅,下腹胀痛,下肢水肿,腰酸背痛,舌红苔黄腻,脉弦数或滑数。

治法:清热利湿、凉血止血。

方药:八正散合草薢分清饮加减。

瞿麦 15 g,萹蓄 15 g,车前草 15 g,滑石 20 g(先),金钱草 20 g,栀子 9 g,通草 10 g,甘草梢 3 g,灯芯草 9 g,草薢 15 g,乌药 15 g,茜草 15 g,白茅根 15 g 等。

(2)瘀血阻滞型。

主症:尿血时多时少,小便涩痛,排尿不畅,小腹疼痛,舌质紫暗,舌苔薄白,脉细弦涩。

治法:活血化瘀,理气止痛。

方药:少腹逐瘀汤合失笑散加减。

当归 15 g,莪术 15 g,赤芍 15 g,生蒲黄 15 g(包煎),炒五灵脂 12 g,延胡索 15 g,没药 9 g,小茴香 3 g,乌药 15 g,茯苓 15 g,仙鹤草 30 g,血余炭 30 g,三七 10 g(先)等。

(3)阴虚火旺型。

主症:小便不爽,尿血色鲜红,神疲,腰酸,五心烦热,形体消瘦,盗汗,口干,舌质红绛或嫩红,舌苔薄黄或少苔,脉细数。

治法:滋阴降火,凉血解毒。

方药:知柏地黄丸加减。

知母 15 g,黄柏 12 g,生地 30 g,牡丹皮 12 g,大小蓟各 15 g,炙龟甲 20 g,牛膝 15 g,山茱萸 20 g,菟丝子 15 g,土茯苓 30 g,半枝莲 30 g,仙鹤草 15 g 等。

(4)脾肾亏虚型。

主症:无痛血尿,小便无力,面色白,倦怠无力,腰酸膝软,小腹下坠,头晕耳鸣,大便溏,舌质淡,舌苔薄白或白腻,脉沉细。

治法:健脾益气,温补肾阳。

方药:补中益气汤合桂附八味丸加减。

黄芪 30 g,党参 30 g,白术 20 g,茯苓 15 g,升麻 6 g,柴胡 12 g,菟丝子 30 g,山药 30 g,补骨脂 15 g,熟附子 10 g,生熟地各 20 g,仙鹤草 20 g 等。

(5)特殊兼症的治疗。①大量血尿:小便红赤,或有血块,伴精神疲倦,乏力,面色苍白,消瘦食少,舌淡脉弱,或排尿时下腹胀痛,舌紫暗、有瘀斑,脉细涩或弦。中医以补益脾肾,益气摄血或活血止血为法辨证施治。方用当归补血汤、归脾汤加山药、山茱萸、三七等或八珍汤等加减。可配合艾灸神阙、气海、肾俞、足三里、脾俞等穴以温阳健脾补肾。②少尿：多因膀胱癌晚期，湿热瘀毒蕴结，阻塞水道所致，伴口渴，烦躁，发热，舌红，苔黄腻，脉滑数者，中医以清热利湿、行气利尿为法辨证施治，方用八正散加黄柏、泽兰等。伴疲倦乏力，消瘦，气短，怕冷，面色白，舌淡苔白，脉细弱无力或沉细等脾肾两虚之证者，中医予以补益脾肾，化气利水，方用补中益气汤合肾气丸加减。必要时配合导尿及整合治疗。③若属淋沥不净，排尿困难，而尚未滴尿不出时，可用血竭散加味，药用：血竭、水蛭、莪术、三棱、紫草根、红花、仙鹤草、白茅根、蒲黄炭等。适合于膀胱有瘀血而又血尿不止，尿中有紫血块，排尿淋沥作痛者。

3.辨病选药

辨病用药是指在辨证论治的基础上，可适当选用一些对膀胱癌有抗癌作用的药物。

（1）膀胱癌最好采用有效的传统中药：地榆、白前、牡丹皮、射干、当归、土鳖虫、青黛、肉桂保守治疗，用药正确的话有可能控制转移、减轻痛苦、稳定病情、延长生存期，甚至达到临床治愈。

（2）首选：喜树、山豆根、龙葵、白英、猪苓、茯苓、棉籽；次选：薏苡仁、大蓟、小蓟、黄芪、槲寄生、白花蛇舌草、半枝莲；辨证用药参考：茅根、仙鹤草、生地、牡丹皮、泽泻、木通、甘草等。

4.有效单方验方

（1）蟾蜍煎：蟾蜍2只。功能解毒抗癌。主治膀胱癌。每天1剂，水煎分2次服。蟾蜍纱布包，煮取肉汁内服。

（2）地榆炭食醋汤：地榆炭100 g，食醋500 mL。功能软坚解毒止血。主治膀胱癌血尿等症。水煎，每天1剂，分次服完，服量不限。

（3）金钱草代茶饮：金钱草30～120 g，煎汤代茶饮。适用于膀胱癌尿滴不畅者。

（4）蜀葵汤：干蜀葵40 g，或用鲜蜀葵全株100 g。功能凉血解毒。主治膀胱癌。水煎服，每天1剂，分2次服。

（5）龙蛇羊泉汤：龙葵30 g，蛇莓15 g，白英30 g，海金沙9 g，土茯苓30 g，灯芯草9 g，威灵仙9 g，白花蛇舌草30 g。水煎服，每天1剂。

（6）三金汤处方：金钱草60 g，海金沙30 g，鸡内金20 g，石韦12 g，冬葵子12 g，滑石25 g，瞿麦20 g，萹蓄20 g，赤芍15 g，木通12 g，泽兰12 g，甘草10 g。水煎服，每天1剂。

### (二)西医治疗

#### 1.放疗

膀胱癌放疗的适应证主要包括:浸润性膀胱癌为了保留膀胱不愿意接受根治性膀胱切除术;或患者全身条件不能耐受根治性膀胱切除手术;或根治性手术已不能彻底切除肿瘤以及肿瘤已不能切除。这时可选用膀胱放疗或化疗结合放疗。

#### 2.化疗

(1)单药化疗常用且有效的化疗药物:DDP、MTX、ADM、MMC、CTX、VLB、5-FU、紫杉醇、吉西他滨等。

(2)常用的化疗方案:对膀胱癌有效的联合化疗方案有 CAP 及 M-VAP 等。①CAP 方案:CTX 650 mg/m²,静脉滴注,第 1 天;ADM 50 mg/m²,静脉滴注,第 1 天;DDP 70～100 mg/m²,静脉滴注,第 2 天(加水化),21～28 天为 1 周期×3 个周期。② M-VAP 方案:MTX 30 mg/m²,静脉滴注,第 1、15、22 天;VLB 6 mg/m²,静脉滴注,第 3、15、22 天;ADM 30 mg/m²,静脉滴注,第 2 天;DDP 70 mg/m²,静脉滴注,第 2 天,4 周为 1 周期,使用2～4 周期。

# 第六节 阴 茎 癌

## 一、概述

阴茎癌是发生于阴茎的恶性肿瘤,是男性泌尿系统常见的肿瘤。发病年龄19～80 岁,以 31～60 岁最常见。中国阴茎癌发病率为 2.57/10 万,居男性恶性肿瘤的第 10 位。随着经济、文化和卫生条件的改善,本病的发病率逐渐下降。

本病属于传统医学"肾岩""肾头生疮""蜡烛花""风飘烛""包茎疮""肾癌翻花"等范畴。肾岩是发生于阴茎部的岩肿,因其溃后如翻花,故又名肾岩翻花、翻花下痕。传统医学对阴茎癌的认识历代医籍都有散在记录,但对本病论述最为详尽是清朝高秉钧所编著的《疡科心得集》,书中提到:"本病初起马口之内,生肉一粒,如竖肉之状,坚硬而痒,即有脂水,延至一、二年后……时觉疼痛应心,玉茎肿胀,竖肉翻花,如石榴子样,渐至龟头破烂,凸出凹进,气味异臭,痛楚难胜,或鲜血液注,斯时必脾胃衰弱,饮食不思,形神困备,则玉茎尽为烂去……"这种肾岩晚期症状描述,颇似现代医学的阴茎癌。祖国医学对阴茎癌的治疗积累了丰富的经验,特别是内服与外治相结合,疗效稳定,不良反应少,在减轻痛苦,延长生存期,提高生命质量方面有较大的优势。

## 二、病因、病机

中医学认为阴茎属肾,故称阴茎癌为肾岩。历代医家从不同的侧面对本病的认识和治法做了许多探索,形成了一套完整的辨治体系。综合各医家的论述,认为本病的发生与机体内外多种致病因素有关,尤其是肝肾亏虚、湿火侵袭关系密切。如《疡科心得集》认为"肾岩翻花疮""由其入肝肾素亏,或又郁虑忧思,相火内灼,水不涵木,肝经血燥,而络脉空虚,久之损者愈损,阴精消涸,火邪郁结,遂遘疾于肝肾部分"。其病因机制:①先天不足,肝肾素亏。②忧思郁虑,相火内燔。③下身不洁,湿火侵袭。足厥阴肝经走行绕阴部,肝主筋,阴茎为宗筋之所聚,肾主二便,阴茎为肾之外窍,故阴茎为肝肾所属。如肝肾阴虚,相火内灼,水不涵木,肝经血燥而络脉空虚。足三阴之脉皆从足走腹,湿气先自下受,湿火之邪乘虚侵袭,结聚肝肾,遂成此恶疾。或郁怒伤肝,肝气郁结,气有余便是火,火能伤津耗血(肝经血燥,络脉空虚)或房事过度,阴精不足,阴虚则火旺,肝属木,肾属水,根据五行滋生制约的关系,阴虚则水不涵木,肝经血燥,络脉空虚,火邪郁结于阴茎部而成。

## 三、西医病因、病理

### (一)病因

本病的发生与包茎有密切关系,犹太男婴出生后10天内施行割礼,阴茎癌发生率明显降低。包皮及阴茎头皮肤长期受包皮垢刺激,并发感及慢性炎症是致癌的重要因素。

### (二)病理

阴茎癌起自阴茎头或包皮内板。初期表现局部隆起,逐渐增大,肉眼形态可分为乳头状癌及浸润性癌二类,前者外生为主,晚期菜花状,浸润性癌生长快,易发生溃疡,并迅速向深部浸润,浸润性癌恶性度高。镜下主要为鳞癌,分化大多为Ⅰ、Ⅱ级。转移以淋巴途径为主,主要有以下3种:①包皮、系带和阴茎皮肤及皮下组织淋巴引流至腹股沟浅淋巴结后汇入腹股沟深淋巴结系统。②阴茎头和海绵体的淋巴引流至耻骨上淋巴丛,由此可至两侧腹股沟深淋巴结及髂外淋巴结。③尿道和尿道海绵体的淋巴引流至腹股沟深淋巴结及髂外淋巴结。

### 四、诊断与鉴别诊断

#### (一)临床表现

1.症状

(1)包皮能翻转者早期在龟头或包皮内板可见阴茎小疮、丘疹、湿疹、疣、溃疡、白斑及鳞屑状斑疹,发展缓慢,常缺乏自觉症状。肿物逐渐增大呈菜花型或结节样,或溃疡型,表面可有脓血性分泌物,恶臭,继而侵及龟头大部,尿道口移位发生疼痛和尿流变形,并可能触及肿块。病程长短不定,平均从发病至就诊1~2年。

(2)包皮不能翻转者开始仅感包皮内瘙痒、烧灼、疼痛,继而能触到包皮内肿块。溃疡时流出恶臭脓性分泌物,排尿疼痛等。

(3)可伴见食欲缺乏、消瘦、贫血、恶病质等全身症状。

2.体征

如晚期癌瘤穿破包膜,侵及尿道可致尿瘘。癌瘤扩散和溃疡形成,可将整个阴茎破坏而成一堆腐烂组织。晚期可转移至腹股沟淋巴结或腹膜后淋巴结。

#### (二)辅助检查

1.影像学检查

淋巴造影检查:区域淋巴结转移,可用淋巴管造影来帮助诊断。

2.实验室检查

(1)细胞学检查:对临床可疑患者,需做病灶部刮片检查。

(2)活体组织检查:对临床可疑患者,应做活体组织检查以明确诊断。

#### (三)鉴别诊断

1.阴茎乳头状瘤

可发生于阴茎包皮,阴茎头及冠状沟等处。肿瘤表面呈淡红色或红色,质软,可有蒂或无蒂,边界清楚,表面可形成溃疡或出血。继发感染可有恶臭分泌物。对较大的乳头状瘤应注意与阴茎乳头状癌相鉴别。本病属良性肿瘤,但可癌变,可行局部切除治疗并送病理学检查。

2.软性下疳

在阴茎头或包皮等处初起为充血性红点,1天后脱皮,1周内发展成为典型的溃疡,溃疡面较清洁、表浅、无痛、扁平,肉芽呈紫红色,边缘隆起而发硬,底部有血清渗出,患部硬如橡皮,并超出其溃疡的边界。分泌物镜下可查到梅毒螺旋体。

3.阴茎结核

可发生于阴茎头及包皮系带处,初起为红色脓疮,破溃后可形成表浅溃疡,如溃疡继续扩大可累及阴茎海绵体,严重者可破坏阴茎头,有的可产生尿道瘘。诊断可做溃疡分泌物涂片检查,如查到抗酸杆菌即可确诊,必要时可做活体组织检查。

其他尚应与阴茎白斑病、阴茎增殖性红斑、尖锐湿疣、阴茎角等疾病相鉴别。

## 五、治疗

### (一)中医治疗

#### 1.治疗原则

阴茎癌的有效疗法目前仍是手术治疗,但对患者影响很大,难以接受,常遭拒绝;而放疗可发生局部坏死,50%患者仍需行阴茎切除手术,而中医中药治疗本病,则根据辨证施治原则,采用内服与外治相结合,扶正与攻邪兼顾的方法,取得较好的疗效。若能早期发现,早期诊断,合理采用中西医结合治疗,常可免于切除阴茎,且治疗效果也可能提高。

#### 2.辨证论治

(1)湿热下注型。

主症:食少纳呆,身倦困重,口渴不思饮,小便疼痛,龟头有恶臭性分泌物,局部肿块或破溃,舌体胖大,苔白腻中黄,脉滑数。

治法:清热利湿,通淋散结。

方药:八正散加减。

瞿麦、萹蓄、金银花、车前草、半枝莲、生地、马鞭草、龙葵、白花蛇舌草各30 g,滑石、白茅根15 g,木通9 g,生甘草梢6 g。方中瞿麦、萹蓄、车前草、木通、滑石利湿通淋;金银花、马鞭草、龙葵、白花蛇舌草、半枝莲、生甘草梢清热解毒;白茅根凉血止血;生地养阴清热,以防通利太过而伤阴津。

(2)热燔毒结型。

主症:阴茎结节或溃疡,肿胀疼痛,有恶臭性分泌物,刺痛灼热,痛甚难忍,排便加重,溃烂穿通可成尿瘘。舌质红,苔黄,脉弦数。

治法:清热降火,解毒散结。

方药:龙胆泻肝汤加减。

白英30 g,夏枯草、龙葵各20 g,紫草、干蟾皮各15 g,龙胆草、柴胡、栀子、木通、黄柏、知母、半边莲、莪术、马鞭草、石见穿各 10 g。方中龙胆草、柴胡、栀子、木通清降三焦之火热;黄柏、知母滋阴降火;半边莲、马鞭草、龙葵、紫草清热解毒;莪术、夏枯草、石见穿、白英、干蟾皮软坚消结。诸药合用共达清热利湿,解毒降火之效。

(3)正虚毒蕴型。

主症:头晕目眩,失眠多梦,腿软肢肿,龟头肿块,破溃脓臭分泌物,包皮内瘙痒灼痛。舌体消瘦或肿大有齿痕,脉沉细或沉缓。

治法:补虚扶正,攻邪解毒。

方药:大补阴丸加减。

白花蛇舌草、天花粉各 30 g,玄参、女贞子、旱莲草、生地、丹参、白英、龙葵、藤梨根各 20 g,知母 15 g,黄柏、杭白芍、莪术 10 g。大补阴丸为滋阴降火代表方,方中用知母、黄柏、生地滋阴降火,配以大量滋阴补肾之品天花粉、玄参、女贞子、旱莲草、杭白芍等;用丹参、莪术活血祛瘀;用白花蛇舌草、白英、龙葵、藤梨根攻邪解毒。诸药合用以达滋阴扶正,解毒攻邪之功效。

(4)气血两亏型。

主症:龟头溃烂,凸出凹进,痛楚难胜,脓血流注,恶臭难闻,饮食不思,形神困惫,脉沉细,舌瘦,苔少。

治法:益气养血,扶正抗癌。

方药:八珍汤加减。

熟地 30 g,重楼、猫爪草、党参、大枣各 15 g,白术、当归、茯苓各 12 g,川芎、白芍各 9 g,炙甘草 6 g。方中四君子汤健脾益气,四物汤滋阴补血,重楼、猫爪草解毒散结。阴茎癌晚期,气血双亏者,宜用本方以益气养血,扶正抗癌。

腹股沟淋巴结转移者,加夏枯草、海藻、昆布、望江南;下肢肿胀者加赤豆、冬瓜皮;出血不止者加仙鹤草、生蒲黄。

3.中成药

(1)小金丹:每次 0.6~1.2 g,每天 2 次,口服,或小金片,每次 3~4 片,每天 3 次,口服。具有逐寒湿,消肿痛,通血络,祛痰毒的功能。适用于早中期阴茎癌。

(2)大补阴丸:每次 9 g,每天 2~3 次,口服。具有养阴益精,扶正祛毒的功能。适用于晚期阴茎癌。

(3)龙胆泻肝丸:每次 9 g,每天 2~3 次,口服。具有泻肝胆实火,清下焦湿热的功能。适用于阴茎癌下焦湿热较甚者。

4.单方验方

(1)苓花汤:土茯苓 60 g,苍耳子 15 g,金银花 12 g,白鲜皮、威灵仙各 9 g,丹参 6 g。另用茶叶加食盐适量煎汁后,供局部冲洗。本方主治湿热下注型阴茎癌患者。

(2)消肿抑癌散:①硼砂、枯矾各 30 g,麝香 15 g,雄黄、轻粉各 9 g,鸦胆子、硇砂、砒石、草乌各 6 g,冰片 3 g。②炉甘石 30 g,白及、象皮、紫草各 15 g。③煅石膏、硼砂各 30 g,樟丹 9 g,密陀僧 6 g,冰片 0.9 g。①、②各研细末,分别加入合霉素粉 5~10 g,外用涂于阴茎癌肿创面。①方重在解毒祛腐、消肿抑癌。②方重在生肌收敛、愈合创面。③方研细末,加凡士林调和均匀,经干热灭菌后,涂于患处,主要用于阴茎癌肿消失后久不愈合的创面,有生肌和抗感染作用。

5.其他治法

(1)阴茎癌药粉:硇砂、雄黄、枯矾各 15 g,青黛、鸦胆子各 10 g,生附片、密陀僧、生马钱各 6 g,轻粉 3 g。功能:祛腐生肌。主治:阴茎癌。用法用量:上药共研细末,适量撒于肿瘤局部,周围用凡士林纱布条保护正常组织,每天换药 1 次,连用 5 次。若肿瘤未全消尽,仍可再用。

(2)抗癌一号:硼砂、枯矾各 30 g,麝香 15 g,合霉素 10 g,雄黄、轻粉各 9 g,鸦胆子肉、朱砂、砒石、草乌各 6 g,冰片 3 g。将各药物混合,研为细末备用。

(3)抗癌二号:白及、象皮、紫草、炉甘石各 15 g,合霉素 5 g。制法同上。

(4)八湿膏:煅石膏、硼砂各 30 g,樟丹 9 g,密陀僧 6 g,冰片 1 g,将各药混合研为细末,用凡士林调和消毒备用。

(5)功能主治:抗癌一号解毒祛腐,消除肿瘤。抗癌二号生肌收敛,愈合创面。八湿膏生肌抗感染,主治阴茎癌。

(6)用法用量:先行包皮环切术,暴露肿瘤。将抗癌一号粉均布在癌瘤局部,并敷以凡士林纱条,每天或隔天 1 次,待癌瘤枯萎脱落,并经病理检查阴性,可用抗癌二号或八湿膏,使其创面愈合。

(二)西医治疗

1.外科治疗

肿瘤小,局限在包皮者可仅行包皮环切术。如果阴茎癌局限于阴茎,无淋巴转移,一般需行阴茎部分切除,在癌以上 2 cm 处切断。如残留阴茎不能站立排尿和性交时,应行阴茎全切术,尿道移植至会阴部。有淋巴结转移者应在原发灶切除后 2~6 周控制感染后行双侧腹股沟清扫术。

2.放疗

放疗适用于无淋巴结转移而侵犯阴茎海绵体的小而表浅癌或溃疡型癌。对乳头状癌效果较差。

3.化疗

目前应用于阴茎癌的药物有氟尿嘧啶、环磷酰胺等,但效果不显著。有学者应用博来霉素治疗阴茎癌取得较好的疗效,可配合手术和放疗。

# 第七节 前 列 腺 癌

**一、概述**

前列腺癌是指发生于前列腺体的恶性肿瘤,是男性较常见的恶性肿瘤。在欧美国家前列腺癌是男性最常见的恶性肿瘤之一,其死亡率和发病率均居前列。前列腺癌发病率在不同人种之间存在显著差异。发病率及死亡率由高至低依次为黑人、白人、黄种人。在我国发病率为0.4/10万,占男性恶性肿瘤的0.1%～0.5%。在中医古籍中,类似于"淋证""癃闭""血证"等疾病。

**二、病因、病机**

前列腺癌的病因尚未查明,可能与遗传、环境、接触化学物质、饮食因素、年龄增加和雄激素刺激等有关。近期有学者提出还与性传播疾病、输精管结扎术有关。

中医认为前列腺癌主要是由于湿热、瘀血所致。病机关键为湿热、瘀血阻于下焦,膀胱气化不利。中焦湿热不解,下注膀胱或肾,移热于膀胱,水热互结,导致膀胱气化失司出现尿频、尿急、尿痛等。肺为水之上源,热壅于肺,肺失肃降,津液输布失常,水道通调不利,不能下输膀胱;或肾气不足,命门火衰,膀胱气化无权;或房劳过度,肾气受损,瘀血败精留而不去,阻塞水道,均可引起小便点滴不爽,尿如细线,排尿无力甚则阻塞不通。湿热下注膀胱,热盛伤络,迫血妄行;或肾精亏损,虚火伤络;或脾肾两伤,脾不统血,肾虚固摄无权,而致血随尿出。湿热、瘀血内阻下焦或阻滞经络,气机不畅,出现会阴、腰背等处疼痛不止。本病病机为下焦湿热,瘀血阻滞,膀胱气化失司。临床常见湿热蕴结、瘀血阻滞、肾气亏虚证。病位在下焦(肾、膀胱),与三焦、肺、脾关系密切。

### 三、西医病理

前列腺癌初期为单个或多数的硬结节,其前列腺可以增大,也可正常大小。早期病灶几乎都发生于包膜下,其中大多数发生于后叶,其次是两侧及前叶的包膜下,而发生于中叶者极为少见。晚期肿瘤可扩展到全部前列腺,使前列腺明显增大而质地变硬。切面灰白色夹杂以多少不等的纤维性条纹或间隔,也可呈均质性夹以不规则的黄色区域。

镜下,97%的前列腺癌均为腺癌,少数为移行细胞癌和鳞状细胞癌。依其分化程度可分为高分化、中分化和低分化3型。高分化前列腺癌最多见,癌细胞排列成大小不等的腺样结构,颇似前列腺增生腺体,但癌细胞体积较小,核较深染,上皮细胞往往呈多层排列并较不规则,有时可呈乳头状腺癌或腺泡腺癌结构,并常可见癌组织向间质浸润生长;中分化腺癌全部或部分呈腺样结构,但腺体排列较紊乱,核异型性较明显,且有时形成筛状结构;低分化腺癌的癌细胞一般较小,排列成实体团块或条索,腺腔样结构很少。多数病例由上述多种组织结构混合组成。

### 四、诊断与鉴别诊断

#### (一)临床表现

前列腺癌早期常无症状,随着肿瘤的发展,前列腺癌引起的症状可概括为两类。

1.压迫症状

逐渐增大的前列腺腺体压迫尿道可引起进行性排尿困难,表现为尿线细、射程短、尿流缓慢、尿流中断、尿后滴沥、排尿不尽、排尿费力,此外还有尿频、尿急、夜尿增多,甚至尿失禁。肿瘤压迫直肠可引起大便困难或肠梗阻,也可压迫输精管引起射精缺乏,压迫神经引起会阴部疼痛,并可向坐骨神经放射。

2.转移症状

前列腺癌可侵及膀胱、精囊、血管神经束,引起血尿、血精、阳痿。盆腔淋巴结转移可引起双下肢水肿。前列腺癌常易发生骨转移,引起骨痛或病理性骨折、截瘫。前列腺癌也可侵及骨髓引起贫血或全血象减少。

3.直肠指检

直肠指检是最简单、最经济和实用的检查方法。如果在直肠指检中发现有前列腺结节,则怀疑有前列腺癌可能,应该进行进一步检查。

**（二）诊断要点**

除上述临床表现外，以下辅助诊断亦有利于本病的明确诊断。

1.实验室检查

（1）血清前列腺特异性抗原（PSA）升高，但约有30%的患者PSA可能不升高，只是在正常范围内波动（正常范围＜4 ng/mL）如将PSA测定与直肠指诊（DRE）结合使用会明显提高检出率。

（2）血清酸性磷酸酶升高与前列腺癌转移有关，但缺乏特异性。近年用放射免疫测定可提高其特异性。前列腺酸性磷酸酶单克隆抗体，前列腺抗原测定有待提高其特异性。血清酸性磷酸酶，前列腺酸性磷酸酶升高者在手术后下降，是预后较好的象征。在包膜内的前列腺癌酸性磷酸酶由前列腺细胞分泌，经前列腺导管排泄，前列腺癌时，癌细胞产生的酸性磷酸酶无导管排出或导管被癌病变梗阻，酶吸收入血液循环，以至酸性磷酸酶升高。

2.影像学检查

（1）经直肠超声（TRUs）：显示前列腺结构的有效方法之一，而且可以进行TRUS导引下的穿刺活检。因超声探头紧靠前列腺，可以得到较精确的声像图，能显示前列腺内部结构，包括前列腺的包膜和各个区带的结构，提高了前列腺癌的检出率。

（2）CT检查：CT表现为前列腺明显增大，边缘不规则，内部密度不均匀，可见大小不等的略低密度灶，强化后呈不均匀强化，精囊可增大、不对称，膀胱精囊角消失。

（3）MRI检查：①MRI表现，$T_1WI$上呈稍低信号，在$T_2WI$上癌结节信号增高，但仍低于边缘信号。②增强扫描后病灶强度强化，精囊受侵时，精囊增大并于$T_2WI$上信号减低。③前列腺癌常发生骨转移，以成骨型转移瘤多见。

3.病理及细胞学检查

以腺癌为主，其次为移行细胞癌，极少数为鳞状细胞癌。

**（三）鉴别诊断**

（1）本病应与中医"癃闭"相鉴别。两者皆会有小便点滴而出，或小便点滴不出的癃闭症状，但前列腺癌不仅有小便癃闭的症状，还有尿频、尿急、夜尿增多、尿失禁，后期甚至会有血尿、血精，腹部水肿等晚期症状。

（2）本病还应与"淋证"相鉴别，前列腺癌后期会有尿血的症状，这与淋证相似，但淋证会有尿痛感，而本病则会伴有尿流中断、尿后滴沥、排尿不尽、排尿费力等症状,甚至乏力、消瘦、胃纳困难等恶病质表现。

(3)本病应注意与前列腺结石、前列腺结核、结节性前列腺增生、非特异性肉芽肿性前列腺炎、前列腺肉瘤等作鉴别诊断。①前列腺增生:此病与癌不易鉴别,特别是良性的结节状腺体增生更难区分。多呈对称性肿大,质韧,光滑,中间沟浅平,边界清楚,并可推动,必要时需做活体组织检查。②前列腺结石:鉴别较难,因结石常伴有癌症。主要靠 X 线摄片检查加以鉴别,必要时需做活体组织检查。③前列腺结核:常合并附睾结核或其他器官结核,抗结核治疗有效,必要时需作活体组织检查。④慢性前列腺炎:腺体也可增大,质稍硬,两侧对称,中间沟存在,前列腺液脓球增多。⑤非特异性肉芽肿性前列腺炎:病因不明,症状似慢性前列腺炎,需活组织检查才能确诊。

## 五、治疗

### (一)中医治疗

根据前列腺癌的病机转变及证情的虚实变化,早期邪毒蕴积,治以清热解毒为主;中期痰瘀互结,治以化痰软坚,祛瘀散结;晚期正气消残,气血阴阳皆虚,治以补益气血,滋阴和阳。

1.基本方治疗

过食五味、情志抑郁、外感湿热是前列腺癌的主要病因,而肾脏亏虚是发病的内在条件。病机是肾气亏虚,阴阳失调,湿热痰浊气血瘀滞于阴部而成。

基本方以八正散为主:瞿麦 30 g,泽泻 15 g,车前子 15 g,滑石 30 g,栀子 10 g,灯芯草 6 g,大黄 6 g,木通 6 g,甘草 6 g。

方中木通、滑石、车前子、瞿麦、泽泻利尿通淋、清利湿热为君;伍以栀子清泻三焦实热;大黄泄热降火为臣,灯芯草导热下行,甘草和药缓急,诸药配伍,共奏清热泻火、利水通淋之效。尿血明显者加地榆、白茅根;毒热壅盛者加白花蛇舌草、龙葵;脾虚食欲缺乏者加用党参或酌加白参、五味子等。阴虚内热者加鳖甲、地骨皮、银柴胡;腹水者加赤小豆、葶苈子、猪苓、车前子。

2.基本分型

(1)湿热蕴结型。

主症:小便不畅,尿线变细,排尿无力,滴沥不通或成癃闭,小腹胀满,大便干燥或秘结,腰酸肢痛,口干口苦,舌质红或紫暗,苔黄腻,脉滑数或细弦。

治法:利湿清热,散结通水。

方药:八正散加减。

木通 10 g,瞿麦 30 g,金钱草 30 g,萹蓄 30 g,败酱草 30 g,白花蛇舌草 30 g,白茅根 30 g,忍冬藤 30 g,土茯苓 30 g,薏苡仁 30 g,丹参 30 g,赤芍 15 g,泽兰 15 g。

(2)气滞血瘀型。

主症:小便点滴而下,或时而通畅,时而阻塞不通,少腹胀满疼痛,伴腰背、会阴疼痛,行动艰难,烦躁不安,舌质紫暗或有瘀点,脉涩或细数。

治法:活血化瘀,祛痛散结。

方药:桃仁红花煎。

桃仁 9 g,红花 9 g,生地 9 g,赤芍 9 g,当归 9 g,川芎 6 g,制香附 9 g,丹参 9 g,青皮 6 g,穿山甲(代)9 g,延胡索 9 g。

(3)肾阳亏虚型。

主症:夜尿增多,尿意频数,尿流精细,腰膝酸软,体力较差,时有怕冷,喜温喜热,虽有口干但不喜饮,舌质淡或淡红或淡紫,苔白或少苔,脉沉细或细数。

治法:壮阳补肾,渗利水湿。

方药:益肾补气汤。

生黄芪 18 g,补骨脂 12 g,益智仁 12 g,牡丹皮 12 g,枸杞子 12 g,女贞子 15 g,淫羊藿 15 g,黄精 12 g,党参 15 g,泽泻 10 g,怀山药 12 g,熟地 15 g,太子参 10 g,麦冬 9 g,白术 10 g,甘草 3 g。

(4)气阴两虚型。

主症:疲乏无力,体形消瘦,面色无华,腰疼身痛,动则气促,小便不畅。不思饮食,甚至卧床不起,口苦口干而不思饮,舌质淡红或红赤、绛紫,甚至舌体短缩,脉沉细无力或细弦。

治法:双补气血,扶正抑邪。

方药:双补抑邪汤。

太子参 15 g,沙参 10 g,茯苓 12 g,麦冬 9 g,枸杞子 12 g,生黄芪 15 g,牡丹皮 9 g,龟甲 10 g,炙鳖甲 12 g,制黄精 12 g,紫河车15 g,鸡内金 9 g,麦芽 15 g,炒白术 12 g,人参 6 g(另炖)。

3.辨证加减。

(1)眩晕耳鸣者加用杭菊、女贞子等。

(2)尿痛甚者加车前子、滑石。

(3)腹胀甚者酌加大腹皮,莱菔子行气除胀。

(4)舌苔白腻而湿重者加猪苓、茯苓、泽泻、白蔻仁、砂仁等甘淡利湿药,使湿从小便而去。

（5）血虚甚者加用熟地、阿胶。

**4.辨病选药**

辨病用药是指在辨证论治的基础上，可适当选用一些对前列腺癌有抗癌作用的药物，常用中药：莪术、桃仁、赤芍、牡丹皮、金钱草、败酱草、白花蛇舌草、忍冬藤、怀山药、泽兰、丹参、黄芪、土茯苓、仙鹤草等中药，可适当选择，作为抗癌的药物。

（1）瞿麦：每用 60～120 g。功能利水通淋。主治前列腺癌。水煎，口服，每天1剂。本方可作为配合手术、化疗、放疗后排尿不畅者辅助治疗使用。

（2）马鞭草：每用 30～60 g。功能清热通淋。主治前列腺癌。水煎，口服，每天1剂。本方可作为配合手术、化疗、放疗后排尿不畅者辅助治疗使用。

（3）夏枯败酱汤：夏枯草 30～60 g，败酱草 30 g，金钱草 30 g，王不留行籽 30 g，龙葵 30 g，薏苡仁根 60 g。随症加减。功能通利散结。主治前列腺癌。水煎，口服，每天 1 剂，每疗程 3 个月，常年维持服药。

（4）葡萄蛇舌汤：野葡萄根 30 g，白花蛇舌草 30～60 g，半边莲 30 g，土茯苓 30 g。功能抗癌利水，主治前列腺癌。水煎，口服，每天 1 剂，每疗程 3 个月，常年维持服药。

**（二）西医治疗**

**1.内分泌治疗**

内分泌疗法已经是前列腺癌特别是晚期前列腺癌的主要治疗方法。全激素阻断疗法，即药物去势（醋酸戈舍瑞林缓释植入剂3.6 mg，皮下注射，每月 1 次）或手术去势加服抗雄激素药物（氟他胺 250 mg，口服，每天 3 次或比卡鲁胺 50 mg，口服，每天 1 次）。

**2.化疗**

对于激素非依赖前列腺癌的治疗可采用化疗，常用的方案有：多西紫杉醇＋泼尼松；米托蒽醌＋泼尼松；雌二醇氮芥＋长春碱；雌二醇氮芥＋依托泊苷（VP16）等。

**4.放疗**

应用放射线治疗前列腺癌已有 60 余年的历史，主要有以下方法：①体外放疗。②组织内放疗，这种方式常与前列腺癌根治术或盆腔淋巴结清除术结合进行。③全身放疗，在一定程度上可缓解骨转移的局部疼痛和减缓病变的发展。④植入放射粒子，放射粒子植入术是将微型放射源植入肿瘤或可能受肿瘤侵犯的组织内,通过密封的放射源发射出持续低剂量的伽马射线,使肿瘤得到近距离放疗。

# 第八节 恶性淋巴瘤

## 一、概述

恶性淋巴瘤是来源于淋巴网状组织与免疫关系密切的恶性肿瘤,主要发生于淋巴结,也可发生于淋巴结外和非淋巴组织,如肺、胃、肠、骨、皮肤、头颈部器官,男性和女性生殖器官、脑及骨髓等。淋巴瘤又可分为霍奇金淋巴瘤(HL)和非霍奇金淋巴瘤(NHL)两类。

中医无恶性淋巴瘤病证名称,但根据本病具有淋巴结肿大的特征描述,中医常见病证名称有"瘰疬""失荣""石疽""恶核"等。其共有特点是皮色不变、不痛不痒,皆属中医"阴疽"范畴。

## 二、病因、病机

### (一)病因

恶性淋巴瘤的病因,目前倾向于多种因素作用的结果。病毒病因是淋巴瘤中研究较多的,与淋巴瘤关系较密切的如 EB 病毒、人类 T 细胞淋巴瘤病毒(HTLV),其他还有人类疱疹病毒Ⅵ型等。在物理病因中有大剂量辐射。化学病因中如接触氯酚、苯、农药、化肥、某些药物及器官移植中用的免疫抑制剂等。免疫因素中值得重点提出的是感染了人类免疫缺陷病毒(HIV)所致的艾滋病(AIDS),此病在西方国家发病率高,而并发淋巴瘤的机会也高。遗传因素也有可能。总之在机体抗病能力低下时,更利于外因发挥作用。

### (二)中医病机

中医认为凡淋巴结肿大者皆与"痰"有关,所谓"无痰不成核"。而痰之起因有二,一为寒湿凝结成痰;二为火热煎熬津液成痰。平素脾胃虚弱,水湿运化失职,湿郁于内,久成湿毒。湿毒不化,日久凝结为痰,痰毒互结,遂成癌瘤;情志不舒而致肝气郁结,痰气积聚,郁久化热,灼津为痰,若与邪毒胶结则为恶核;情志不遂,精神抑郁,或怒伤肝气,气机阻滞,使血行不畅,脉络瘀滞,气滞血瘀,日积月累,凝聚成块则为癥积;病邪久留不去,耗伤气血阴津。久病及肾,肾阴不足,水不涵木,虚火内动,灼津为痰,痰火相结为肿核;病至晚期恶核累累,久病气血耗伤。总之,本病根本在于痰,诱发因素在乎郁,痰郁互结,气血凝滞,耗伤气血,损及阴阳,可导致气血阴阳虚损。

### 三、西医病理

根据其病理特性可分为 HL 和 NHL 两种。其临床特征为无痛性、进行性淋巴组织增生,尤以浅表淋巴结为显著,常伴有脾大,晚期有贫血、发热和恶病质等表现。中国恶性淋巴瘤虽相对少见,但近年来新发病例逐年上升,其发病率与死亡率占所有恶性肿瘤的第 11～13 位。该病可发生于任何年龄,但以青壮年患者居多,男多于女,城市高于农村。

### 四、诊断与鉴别诊断

#### (一)临床表现

**1.淋巴结肿大**

早期为颈、颌下、耳下、枕后等处浅表淋巴结肿大,亦可蔓延至腋下及腹股沟。淋巴结可从黄豆大小至枣子大小,一般无疼痛,硬度中等,坚韧、均匀、丰满。纵隔淋巴结肿大时,有上腔静脉压迫征及气管膈神经受压征。肠系膜或腹膜后淋巴结肿大,晚期有局部疼痛压迫症状,腹部可触及肿块。

**2.侵及其他器官症状**

淋巴组织遍布全身,犯及胃肠可见腹痛、腹部肿块、腹泻、便血。累及皮肤,可发生蕈样肉芽肿、赛塞里综合征。累及其他器官还有其他相应症状。

**3.全身症状**

晚期为皮痒、发热、消瘦、盗汗、疲乏、贫血等。

#### (二)诊断要点

除上述临床表现外,以下辅助检查有利于明确本病诊断。

**1.实验室检查**

(1)血常规及血涂片:血常规一般正常,可合并慢性贫血;HL 可以出现血小板计数增多、白细胞计数增多、嗜酸性粒细胞增多;侵袭性 NHL 侵犯骨髓可出现贫血,白细胞计数及血小板计数减少,外周血可出现淋巴瘤细胞。

(2)骨髓涂片及活检:HL 罕见骨髓受累。NHL 侵犯骨髓,骨髓涂片可见淋巴瘤细胞,细胞体积较大,染色质丰富,灰蓝色,形态明显异常,可见"拖尾现象";

淋巴瘤细胞≥淋巴瘤为淋巴瘤白血病;骨髓活检可见淋巴瘤细胞聚集浸润。部分患者骨髓涂片可见噬血细胞增多及噬血现象,多见于 T 细胞 NHL。

(3)血生化:LDH 增高与肿瘤负荷有关,为预后不良的指标。HL 可有 ESR 增快,ALP 增高。

(4)脑脊液检查:中高度侵袭性 NHL 临床Ⅲ/Ⅳ期患者可能出现中枢神经系统受累,或有中枢神经系统症状者,需行脑脊液检查,表现为脑脊液压力增高,生化蛋白量增加,常规细胞数量增多,以单核细胞为主,病理检查或流式细胞术检查可发现淋巴瘤细胞。

2.影像学检查

(1)X 线检查:下肢的淋巴管造影,对确定腹膜后淋巴结受侵有一定价值。对其他可疑的部位做 X 线摄片和造影检查亦很有诊断价值。

(2)CT 检查:对纵隔、肺、肝、脾、腹部、腹膜后、盆腔等部位的占位病变,有很高的诊断价值。

(3)B 超检查:对腹部肿块的定位、范围及与周围脏器的关系有一定帮助。

3.内镜检查

对食管、胃肠道、泌尿系统的直接观察和病理活检具有重要意义。

4.开腹检查

对腹腔肿瘤诊断不明时有帮助,但对非霍奇金淋巴瘤应慎用。

(三)鉴别诊断

本病应与"瘿病"相鉴别。两者均可在颈部出现肿块。但瘿病的肿块在颈部正前方,肿块一般较大,且瘿病的发生常与情志及水土相关。而瘰疬的病变部位在颈部的两侧或颌下,肿块一般较小,每个约胡豆大,个数多少不等,另外本病能随气血之运行遍及周身。

浅表淋巴结肿大须与淋巴结的非特异性感染或病毒感染、转移癌、传染性单核细胞增多症等鉴别。凡直径>1 cm 的淋巴结肿大且观察 6 周以上仍不消退者,均应做活检。无浅表淋巴结肿大的纵隔及肺门肿块,常需与肺癌、结节病相鉴别,一般来说淋巴瘤的肿块可以较大,发展较快,有时为多发性或双侧性,上腔静脉压迫症状往往不及中央型肺癌明显,支气管镜检查及 CT 有利于两者的鉴别。对于浅表淋巴结不大,以发热为表现的病例确诊比较困难,疑为恶性淋巴瘤时,可考虑作腹部 CT 检查以发现腹膜后病变,有时可考虑剖腹探查。

1.慢性淋巴结炎

多有明显的感染灶,常为局灶性淋巴结肿大,有疼痛和触痛,急性发作时有红、肿、热、痛,经抗感染治疗可明显好转。

### 2.结核性淋巴结炎

常合并肺结核,OT试验阳性,局部病变有时可呈限局波动感或破溃,抗结核治疗有效。

### 3.淋巴结转移癌

淋巴结转移癌淋巴结常较硬,多个淋巴结转移时其质地软硬不一,可找到原发灶,很少全身淋巴结肿大。

## 五、治疗

### (一)中药治疗

多数恶性淋巴瘤患者属于本虚标实的情况,因此在治疗上要扶正培本,抗癌祛邪,具体方法包括补气、养血、补肾填精、健脾益胃等。尤其是中晚期恶性淋巴瘤难以耐受放、化疗的患者,常会出现气滞、血瘀、湿聚、痰结等一系列病理变化,身体较为虚弱,中药治疗可能是最合适的治疗方案。采用扶正、滋阴、补气、补阳、养血、排毒、软坚、祛瘀、解郁等扶正培本的中药治疗可缓解症状,延长生存期,提高生存质量。

#### 1.基本方治疗

中医学认为,凡淋巴结肿大者皆与痰相关,所谓无痰不成核。本病根本在于痰,诱发因素在于肝气郁结致痰湿凝滞,瘀血内生,日久耗伤气血,损及阴阳,可导致气血阴阳亏虚。

基本方以柴胡疏肝散为主:柴胡15 g,枳壳10 g,白芍12 g,陈皮10 g,川芎10 g,香附15 g,甘草6 g。

方中柴胡、白芍疏肝解郁,兼以清热,在方中为君药;枳壳、陈皮疏泄脾气之壅滞,为臣药;香附疏肝理气、川芎活血行瘀,为佐药;甘草缓急止痛、调和各药,为使药。痰结较重,可加入半夏、贝母、牡蛎等;腹胀痛加青陈皮、大腹皮、枳壳、厚朴。瘀血加桃仁、红花、丹参。纳呆加谷芽、麦芽、山楂、神曲等。

#### 2.辨证论治

(1)基本分型。

1)寒痰凝结型。

主症:颈项、耳后或腋下多个肿核,不痛不痒,皮色如常,坚硬如石,不伴发热,畏寒肢冷,面色少华,神疲乏力,倦怠自汗,舌淡,苔薄,脉沉细弱。

治法:温化寒痰,补养气血。

方药:阳和汤加减。

熟地 15 g,白芥子 12 g,肉桂 6 g,麻黄 9 g,鹿角胶 10 g,炮姜 6 g,生甘草 6 g。

本方旨在温阳散寒,补血通脉,在临证时针对本证候特点,可加益气养血之药物。

2)气郁痰结型。

主症:颈项、耳下,或腋下有多个肿核,不痛不痒,皮色不变,胸闷不舒,两胁作胀,脘腹痞块,头晕耳鸣,心悸气短,四肢疲乏,口渴咽干,潮热盗汗,烦躁易怒,大便干结,小便短赤,舌红少苔,脉象弦数。

治法:疏肝解郁,理气散结。

方药:柴胡疏肝散加减。

柴胡 12 g,枳壳 9 g,杭白芍 12 g,陈皮 10 g,川芎 10 g,香附 10 g,甘草 6 g。

以本方治疗肝郁痰结证候较适宜,但本证候除气郁痰结外,还兼有气阴两虚证,故临证时需在方中加入益气养阴之品,如黄芪、党参、生熟地、玄参等;痰结较重者,可加入半夏、贝母、牡蛎等;肝气郁结,郁热症状较重者,可加入柴胡、枳壳、香附、郁金等;肝郁脾虚,食欲缺乏者,加入石菖蒲、砂仁、焦三仙等;若痰瘀结成肿块者,加入川芎、桃仁、红花、三棱、莪术等。

3)阴虚痰瘀型。

主症:形体消瘦,脘腹胀痛,纳呆食少,口渴咽干,失眠多梦,潮热盗汗,恶核累累,癥瘕积聚,大便干结,舌红少苔,或有瘀斑,脉象细数。

治法:补肾养肝,化痰祛瘀。

方药:壮骨丸加减,或选用扶正解毒汤。

黄柏 15 g,龟甲 10 g,知母 10 g,熟地 10 g,陈皮 10 g,白芍 10 g,锁阳 10 g,阿胶(代虎骨)10 g,干姜 6 g。

本方专治肝肾阴虚,虚热内生之证候,但在临床应用时要依据虚实夹杂证候特征,可选择性加入活血化痰药,川芎、桃仁、红花、三棱、莪术、地龙、半夏、贝母、胆星等;脾胃虚弱,纳食不香者,可加石菖蒲、砂仁等;脾阳不振,完谷不化,腹痛腹泻者,可加炮姜、延胡索、乌药、赤石脂等。

4)阴阳俱虚型。

主症:形体消瘦,口渴咽干,潮热盗汗,大汗淋漓,畏寒肢冷,恶核累累,大便干结,舌淡苔白,脉象细弱。

治法:滋阴温阳,补益肝肾。

方药:肾气丸加减,或选用扶正解毒汤。

生地黄 15 g,茯苓 10 g,泽泻 10 g,山萸肉 10 g,山药 12 g,牡丹皮 10 g,附子 9 g,桂枝 6 g。

本方专行调理阴阳,在临床应用时要食容易消化的食物,忌食煎炸燥热、辛辣刺激、肥甘厚味,依据本证虚实夹杂特点,可在方中选择性加入化痰行瘀药,如川芎、丹参、桃仁、红花、三棱、莪术、地龙、半夏、陈皮、胆星、贝母等;脾阳虚弱,食欲缺乏者,加石菖蒲、砂仁、炮姜、黄芪等;脾肾阳虚,完谷不化,腹痛腹胀者可加延胡索、乌药、赤石脂、石榴皮、椿根皮等。

(2)特殊兼症的治疗。①发热:可酌加葛根、青蒿、柴胡、连翘。②盗汗:可酌加白薇、碧桃干、地骨皮、银柴胡、牡蛎。③结节坚硬:加三棱、莪术,或络石藤,体虚明显可酌加露蜂房,以祛风解毒、散结止痛。

**3.辨病选药**

(1)蟾皮:适用于各类癌症,其味辛、温,有毒。归心经,具有解毒、止痛、开窍等功效。中国民间中医医药研究开发协会编《癌症独特秘方》中载:蟾皮性味辛、凉、微毒,功能解毒、利水、消胀、主治各种肿瘤。

(2)冬虫夏草:冬虫夏草,是麦角菌科真菌冬虫夏草寄生在蝙蝠蛾科昆虫幼虫上的子座及幼虫尸体的复合体,种类较多。冬虫夏草是一种传统的名贵滋补中药材,主要成分包括虫草酸、虫草素、氨基酸、甾醇、甘露醇、生物碱、维生素 $B_1$、$B_2$、多糖及矿物质等,具有抗癌、滋补、免疫调节、抗菌、镇静催眠等功效。《本草从新》记载:"补肝肾,甘平保肺,益肾止血,化痰已成劳嗽"现代医学研究证实,其富含脂肪、精蛋白、精纤维、虫草酸、冬虫草素和维生素 $B_{12}$ 等,常用于抗肿瘤,提高免疫,提高细胞能力,改善心脏功能,调节呼吸系统,肾脏功能,提高造血功能,调节血脂,调节性功能等。其中抗肿瘤和提高免疫功能在临床恶性肿瘤的治疗中很好发挥。主要用于鼻癌、咽癌、肺癌、白血病、脑癌以及其他恶性肿瘤。

**(二)西医治疗**

**1.NHL 按恶性度和分期的具体治疗原则**

(1)低度恶性淋巴瘤:Ⅰ、Ⅱ期放疗,次全淋巴结照射,扩大野,根治量。Ⅲ、Ⅳ期联合化疗为主,用 COEP 或 CHOP 方案,必要时局部放疗;或全身低剂量放疗每 5 周 150 cGy。有时采用观察等待的原则,总之治疗不宜太积极。

(2)中度恶性淋巴瘤:ⅠA～Ⅱ,ⅡA 期放疗,全淋巴结照射,根治量,化疗 CHOP 或 BACOP 4 周期。尤其弥漫性大细胞型,应予重视(部分患者可先用化疗,再用放疗)。ⅡB 及ⅡA 期侵犯范围广者化疗 2 个周期一放疗,全淋巴结照射化疗(化疗总周期数在 6 个周期以上,即达 CB 后再加 2 个周期)。Ⅲ、Ⅳ期以联合化疗为主,必要时局部放疗。

(3)高度恶性淋巴瘤。以积极的全身化疗为主,必要时给予局部放疗。用骨髓移植(BMT)、或自体造血干细胞移植(AHSCT)及在集落刺激因子(CSF)支持下的强烈化疗根据病情加或不加放疗。对低、中、高度淋巴瘤复发的病例的处理原则:或采用比原治疗方案强的化疗方案、或改换新化疗方案、或在 BMT、AHSCT、G-CSF 等支持下进行强烈化疗,必要时加放疗。

2.恶性淋巴瘤治疗后的远期并发症

(1)一般性并发症:与淋巴瘤疾病本身和治疗有关的免疫缺陷及带状疱疹等;感染,败血症;胸腺增生;甲状腺功能低下;男(女)性性功能低下,不育(孕);放疗后急性心包炎,心肌病或慢性心包炎;急、慢性肺炎,肺纤维化;无血管性坏死;牙齿松动、脱落及口腔干燥;生长发育迟缓等。

(2)继发于另外的恶性肿瘤:包括骨髓增生异常综合征(MDS);继发白血病,以急性非淋巴细胞白血病(ANLL)多见;继发 NHL;继发实体瘤较少见如骨和软组织肿瘤、肺癌、乳腺癌、甲状腺癌、恶性黑素瘤、头颈部癌等。

# 参考文献

[1] 孙永福.恶性肿瘤治疗与康复[M].天津:天津科学技术出版社,2018.

[2] 刘文娟.临床常见肿瘤综合救治[M].长沙:湖南科学技术出版社,2020.

[3] 韩珊.现代肿瘤综合治疗与康复[M].长春:吉林科学技术出版社,2019.

[4] 陈立典,陶静.中西医结合康复指南[M].北京:人民卫生出版社,2021.

[5] 郭勇,谷建钟.恶性肿瘤四阶段康复指导[M].杭州:浙江大学出版社,2019.

[6] 刘方.实用肿瘤疾病临床诊疗与康复[M].黑龙江:黑龙江科学技术出版社,2019.

[7] 杨宇飞,陈俊强.临床肿瘤康复[M].北京:人民卫生出版社,2018.

[8] 焦鹏.中西医结合疾病诊疗与康复[M].北京:科学技术文献出版社,2019.

[9] 周莲清,饶晓华.常见肿瘤患者康复宝典[M].天津:天津科学技术出版社,2018.

[10] 夏翠锋.临床常见肿瘤诊治与康复管理[M].北京:科学技术文献出版社,2018.

[11] 任志兵.临床常见肿瘤诊疗与康复[M].北京:金盾出版社,2020.

[12] 贾学仓.中西医结合肿瘤诊疗护理与康复[M].北京:科学技术文献出版社,2020.

[13] 齐元富,李秀荣.现代中医肿瘤防治学[M].济南:山东科学技术出版社,2020.

[14] 李东涛.中医肿瘤学[M].北京:化学工业出版社,2019.

[15] 夏小军.常见肿瘤诊疗方案中西医结合[M].兰州:甘肃科学技术出版社,2021.

［16］付凯.肿瘤诊疗技术的研究与应用［M］.北京:中国纺织出版社,2020.

［17］陶国威.肿瘤康复实战手册［M］.天津:天津科学技术出版社,2019.

［18］徐振晔,林丽珠,祝利民,等.常见恶性肿瘤［M］.上海:上海交通大学出版社,2020.

［19］丁明翠.实用肿瘤治疗与康复［M］.北京:科学技术文献出版社,2019.

［20］高海峰.肿瘤疾病诊疗与预防［M］.长春:吉林科学技术出版社,2020.

［21］任保辉.肿瘤综合防治［M］.北京:科学技术文献出版社,2020.

［22］郭光爱.中医肿瘤研究［M］.天津:天津科学技术出版社,2020.

［23］唐武兵.临床肿瘤疾病综合治疗精要［M］.北京:科学技术文献出版社,2020.

［24］王刚.中西医结合肿瘤治疗学［M］.上海:上海交通大学出版社,2019.

［25］黄立中.中西医结合肿瘤病学［M］.北京:中国中医药出版社,2019.

［26］李占胜.恶性肿瘤的预防与控制［M］.长春:吉林科学技术出版社,2020.

［27］周忠笑.精编临床肿瘤病学［M］.昆明:云南科技出版社,2019.

［28］刘炜.现代肿瘤综合治疗学［M］.西安:西安交通大学出版社,2018.

［29］宋晓燕.临床肿瘤诊疗新进展［M］.长春:吉林大学出版社,2019.

［30］刘云霄.临床常见肿瘤综合治疗［M］.北京:科学技术文献出版社,2019.

［31］郑心.肿瘤中西医结合预防与治疗［M］.济南:山东科学技术出版社,2018.

［32］曹秀峰.临床肿瘤学理论与实践［M］.天津:天津科学技术出版社,2019.

［33］刘媛媛.肿瘤诊断治疗学［M］.北京:中国纺织出版社,2021.

［34］梁惠.肿瘤疾病临床诊疗与病理学［M］.天津:天津科学技术出版社,2019.

［35］殷蓓蓓.中西医结合肿瘤疗法［M］.长春:吉林科学技术出版社,2018.

［36］杜雪菲,杨琼,张振军,等.三阶梯镇痛方案对晚期肿瘤患者癌因性疲乏和生存质量的疗效分析［J］.中国临床医生杂志,2021,49(1):57-59.

［37］朱钧晶,冯好茜,张邰晨茜,等.中医活血法在治疗手足综合征中的应用体会［J］.成都中医药大学学报,2021,44(1):51-54,70.

［38］王洋洋,郑怡,刘晶,等.癌性疼痛康复治疗研究进展［J］.中国医药科学,2021,11(4):56-58＋77.

［39］张宇静.针刺治疗晚期肿瘤癌性发热的有效性［J］.深圳中西医结合杂志,2021,31(1):47-49.

［40］黄冬香.早期胃癌患者胃镜下活检与术后病理诊断的对比分析［J］.当代医学,2021,27(13):112-114.